【本草精华系列丛书】

百科药草

邬家林　赵中振　主编

中国中医药出版社
·北京·

图书在版编目（CIP）数据

百科药草 / 邬家林，赵中振主编 . —北京：中国中医药出版社，
2019.6

（本草精华系列丛书）

ISBN 978-7-5132-5037-5

Ⅰ . ①百⋯　Ⅱ . ①邬⋯　②赵⋯　Ⅲ . ①中草药—基本知识
Ⅳ . ① R28

中国版本图书馆 CIP 数据核字（2018）第 121050 号

中国中医药出版社出版

北京市朝阳区北三环东路 28 号易亨大厦 16 层
邮政编码　100013
传真　010-64405750
赵县文教彩印厂印刷
各地新华书店经销

开本 880×1230　1/32　印张 8.25　字数 346 千字
2019 年 6 月第 1 版　2019 年 6 月第 1 次印刷
书号　ISBN 978 - 7 - 5132 - 5037 - 5

定价　49.00 元
网址　www.cptcm.com

社 长 热 线　010-64405720
购 书 热 线　010-89535836
维 权 打 假　010-64405753

微信服务号　**zgzyycbs**
微商城网址　**https://kdt.im/LIdUGr**
官 方 微 博　**http://e.weibo.com/cptcm**
天猫旗舰店网址　**https://zgzyycbs.tmall.com**

如有印装质量问题请与本社出版部联系（010-64405510）

药用植物学包含着丰富的学术内涵，是一门理论性、实践性、直观性很强的学科，是学习中药学、中药鉴定学、中药化学、中药资源学的基础，是中医药学的重要组成部分。本书继续保持"百"字系列图书图文并茂、简洁明快的风格与特色，以帮助读者学活、记牢和用好药用植物学。

本书总论部分简要地介绍了植物学的基本常识，包括植物器官形态图示、花程式、植物分类概述、药用植物标本的采集与制作、植物摄影技巧等。

各论部分从低等植物到高等植物中遴选出具有系统进化代表意义的 100 科药用植物，各科内容包括该科的花程式、主要特征、种类分布、应用、速记歌诀和趣闻等项。

科内药用植物先择其要者插列彩图，并以图解的方式说明该科的主要特征，结合植物形态学和分类学的知识，由表及里，加以局部特写或各部分解剖，通过这种剖析，揭示了植物形态、功能及进化关系，令人联想、回味，进而从中获得启迪。其他药用植物则列表简述，以达纲举目张之效。

本书彩图均为作者多年积累之作，是一种科学与艺术的结合。现代社会数码相机的日渐普及，本书传授的植物摄影技巧，将有助于读者提高鉴赏能力，感受这种无声的诗与立体的美。歌诀为中医药学习者喜爱的一种方式。本书作者编创了植物科特征的歌诀，使枯燥的书本知识朗朗上口，便于咏颂记忆。书中还收集和整理了很多历史典故，读者可通过这些美妙的传说与鲜为人知的趣事，对药用植物的来龙去脉有所了解。

常言说："人非草木，孰能无情。"殊不知，草木有情更有美。读罢此书，您或许会以一种新的视角去观察我们身边的一草一木，获得一种新的感受。让我们一同在植物王国中畅游，探索大自然的奥秘，领略物竞天择之神功。

《百科药草》的出版，为"百"字系列图书又添一员。谨此，我们再次对热心的读者与出版社的支持表示感谢。

《百科药草》编辑委员会
2018 年 5 月

1. 本书是以普通高等教育中医药类规划教材《药用植物学》
（上海科学技术出版社，1995 年）为基础，编辑创作完成。

2. 总论部分介绍了植物学的基本常识，包括植物器官形态图示、花程式、植物分类概述、药用植物标本的采集与制作、植物摄影技巧。

3. 各论部分从低等植物到高等植物中遴选出具有系统进化代表意义的 100 科药用植物，按照改进的恩格勒系统顺序排列。

4. 各科内容包括该科的名称、花程式、主要特征、种类分布、应用、速记歌诀、重要药用植物、其他药用植物和趣闻。

（1）名称分别有科的中文名和拉丁名，部分植物拉丁名的异名在括弧内标注。

（2）花程式是利用字母、数字、符号写成固定的程式表示花的性别、对称性及花被、雄蕊群、雌蕊群等特征。

（3）主要特征包括习性、根、茎、叶、花、果，以表示该科的主要特征，用不同的颜色显示。

（4）种类分布介绍该科在全球和中国的属种数目，并列出该科在全球的主要分布区域。

（5）应用主要介绍该科主要植物药用及在农业、工业、纺织业等方面的用途。

（6）速记歌诀选择科的主要鉴别特征、重要的药用植物、用途等编创而成。

（7）重要药用植物中显示科中具代表性的药用植物图、解剖图，部分图上标有主要特征，每张图均有图注，图注为植物的中文名和拉丁名、药用部位和功效等。

（8）其他药用植物用表格列出，含植物的中文名、拉丁名、药名和功能。

（9）趣闻的内容选择植物的历史典故和相关知识等。

5.《百科药草》编制的索引有植物的拉丁学名索引、中文笔画索引；科名的拉丁索引和中文笔画索引。

本书编辑委员会
2018 年 5 月

〔目 录〕

总 论

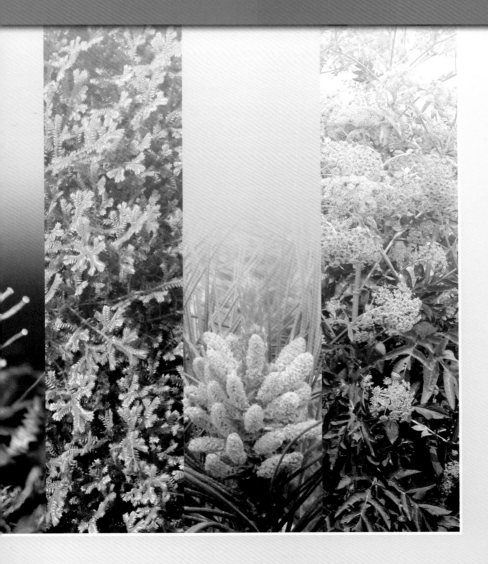

植物分类概述

一、植物分类学的目的和意义

世界上已知的高等和低等植物种类约有50万种，中国约有5万种，此外尚有一些未被命名的植物。人们面对数目如此浩大，形态、习性各异的植物，若不加以准确分类和统一命名，将难以对它们进行研究和合理地开发利用。

植物分类学（Plant taxonomy）是一门对植物进行准确描述、命名、分群归类，并探索各类群之间亲缘关系远近和进化趋向的基础学科。它是一门理论性、实用性和直观性较强的生命学科，也是所有与植物有关学科的基础。

通过学习植物分类学，可以准确鉴定药材原植物种类，保证药材生产、研究的科学性和用药的安全性；利用植物之间的亲缘关系，探寻新的药用植物资源和紧缺药材的代用品；为资源的调查、开发利用、保护和栽培提供依据；有助于国际交流。

二、植物分类发展简史

人类生存离不开植物，因此，为了利用植物，人类就要识别植物，对植物进行分门别类，建立符合客观实际的植物自然分类系统。

（一）人为分类系统

早期，人们仅根据植物的形态、习性、用途进行分类，未考察各类群在演化上的亲缘关系，这种分类方法，称为人为分类系统（Artificial system）。最著名的是瑞典植物学家林奈（Carl Linnaeus）建立的分类方法。林奈根据雄蕊的有无、数目、长短、连合与否、着生位置、雌雄同株或雌雄异株等情况将植物分为24纲，其中1~23纲为显花植物，第24纲为隐花植物，在纲以下再根据雌蕊的构造而分类。这种分类方法没有考察植物之间的亲缘关系和演化关系，常将亲缘关系疏远的种类放在同一纲中，故称为人为分类系统。我国古时也有这方面的学者和著作，如明代的李时珍（1518—1593）所著的《本草纲目》，将千余种植物分为草、谷、菜、果、木等5部，草部又分为山草、芳草、毒草、湿草、青草、蔓草、水草等11类，木部又分为乔木、灌木、香木等6类；清代吴其浚（1789—1847）所著的《植物名实图考》中，将植物分为谷、蔬、山草、湿草、石草、水草、蔓草、芳草、毒草、群芳、果和木等12类。这些分类方法虽然切合实用，但无论在解剖学上还是系统发生上，都没有反映出植物的自然演化关系，因而属于人为分类法。

（二）自然分类系统

自然分类法是以植物的发生、形态及结构为依据，并按其相似的程度，决定其亲缘关系的远近，进一步推断植物界的谱系。1859年英国生物学家达尔文（C. R. Darwin）的《物种起源》（*Origin of Species*）发表，认为物种起源于变异和自然选择，推动了植物亲缘关系的研究，加上古生物学、细胞学的发表，使不少植物学家提出了各自建立的较为科学的植物自然分类系统。至今，已提出的植物分类系统至少有20余个，其中影响较大、使用较广的有恩格勒（A. Engler）分类系统、哈钦松（J. Hutchinson）被子植物分类系统、塔赫他间（A. Takhtajan）被子植物分类系统、克朗奎斯特（A. Cronquist）被子植物分类系统等。

恩格勒系统：这是德国植物学家恩格勒（A. Engler）和柏兰特（K. Prantl）于1897年在《植物自然分科志》（*Die Naturlichen Pflanzenfamilien*）一书中发表的。此系统是植物分类史上第一个比较完整的系统。恩格勒系统以假花学说（Pseudanthium theory）为理论基础，认为无花瓣、单性、木本、风媒花等为原始特征，而有花瓣、两性、虫媒花等为进化特征，把植物界分为13门，而第13门为种子植物门，被子植物是种子植物门中的一个亚门，并把被子植物亚门分为单子叶植物纲和双子叶植物纲，计45目，280科。该系统几经修订，在1964年出版的《植物分科志要》第十二版中，已把被子植物分立为门，列为第17门，并把原来的分类系统中置于双子叶植物前的单子叶植物移到双子叶植物之后，共有62目，344科。

尽管恩格勒系统的一些观点已不能为多数分类学家所接受，但因这一系统范围较广，包括了全世界植物的纲、目、科、属，而且各国沿用历史已久，为许多植物学家所熟悉，故在世界许多地区仍广泛使用。

哈钦松系统：这是英国植物学家哈钦松（J. Hutchinson）于1926年和1934年在《有花植物科志》（*The Families of Flowering Plants*）中提出的。1973年修订的第三版中，共有111目，411科。

哈钦松系统以真花学说（Euanthium theory）为理论基础，认为被子植物的单性花是由两性花退化而来，无被花是由有被花退化而来的；并认为花的各部为多数、分离、螺旋排列等均为原始现象，所以认为木兰目、毛茛目是被子植物的原始类型。他还认为被子植物是单元起源的，双子叶植物从木兰目演化出一支木本植物，从毛茛目演化出一支草本植物，这两支是平行发展的。

哈钦松系统过分强调了木本和草本两个来源，使某些亲缘关系很近的科会分得很远。例如将草本的伞形科同木本的五加科、山茱萸科分开；草本的唇形科同木本的马鞭科分开；等等。这些观点人为性很大，很难被多数学者所接受。

塔赫他间系统：这是前苏联植物学家塔赫他间（A. Takhtajan）于1954年在《被子植物的起源》（*Origins of the Angiospermous Plants*）公布的系统。该系统亦主张真花学说，认为木兰目是最原始的被子植物类群，但首次打破了把双子叶植物分为离瓣花亚纲和合瓣花亚纲的传统分类方法，并在分类等级上设立"超目"这一分类单元。塔赫他间系统经过数次修订，在1980年发表的分类系统中，把被子植物分为两个纲：木兰纲（即双子叶植物纲）和百合纲（即单子叶植物纲）。其中木兰纲包括7个亚纲，20超目，71目，333科；百合纲包括3个亚纲，8超目，21目，77科，总计92目，410科。

克朗奎斯特系统：这是美国植物学家克朗奎斯特（A. Cronquist）于1968年在《有花植物的分类和演化》（*The Evolution and Classification of Flowering Plants*）一书中发表的。克朗奎斯特系统接近于塔赫他间系统，把被子植物称为木兰植物门，分成木兰纲和百合纲，但取消了"超目"这一级分类单元，科的数目也有了压缩。在1981年修订的克朗奎斯特系统中，木兰纲包括6个亚纲，64目，318科；百合纲包括5个亚纲，19目，65科，总计83目，383科。

克朗奎斯特系统在各级分类系统安排上似乎比前几个系统更为合理，科的数目及范围较适中，其分类方法已逐渐被人们所采用。

三、植物分类学的研究方法

近几十年来，随着近代科学与技术的飞速发展和实验条件的改善，特别是植物化学、分子生物学和分子遗传学的发展，许多新方法、新技术均可应用于植物分类学研究，使分类学出现了许多新的分支，如细胞分类学（Cytotaxonomy）、化学分类学（Chemotaxonomy）、数量分类学（Numerical taxonomy）、实验分类学（Experimental taxonomy）等。植物分类学工作者研究的重点也从以发表新种研究为主转向研究植物系统进化、资源植物开发利用和生物多样性保护等方面，并取得了不少新成就。

（一）形态分类学（Morphologic taxonomy）

植物形态分类学又称经典分类学（Classical taxonomy），是根据植物外部形态特征进行分类，包括野外采集、观察和记录等野外研究和实验室鉴定，在此基础上通过对外部形态进行比较、分析和归纳，建立分类系统或对分类系统进行修订。

（二）细胞分类学（Cytotaxonomy）

细胞分类学是以植物染色体数目、形态、行为（即核型）为植物分类的特征，进而研究核型进化和生物系统进化的分类学分支。细胞分类学中应用最广泛的是常规核型分析，即比较分析物种、亚种、种群的染色体的数目、形态（相对长度和臂比），以及其减数分裂行为。在分子细胞分类学中，除普遍使用遗传组大小分析，即以细胞分光光度计或流式细胞分光光度计测定细胞核中DNA含量外，还应用细胞核或线粒体DNA的限制性内切酶切图谱、单拷贝和重复DNA同源性和序列分析、进行染色体基因图比较等。

（三）化学分类学（Chemotaxonomy）

植物化学分类学是利用植物的化学成分特征来研究植物各类群间的亲缘关系，探讨植物界的演化规律的学科。植物化学分类学的主要研究任务是研究各分类等级（如门、纲、目、科、属和种等）所含的化学成分的特征和合成途径；探索各化学成分在植物系统中的分布规律及在经典分类学的基础上，从植物化学组成所表现出来的特征，并结合其他有关学科，来进一步研究植物的系统发育。

（四）数量分类学（Numerical taxonomy）

数量分类学是将数学、统计学原理和计算机技术应用于生物学，利用数量方法评价有机类群之间的相似性，并根据这些相似性把类群归成更高阶层的分类群的学科。数量分类学以表型特征为基础，利用有机体大量的性状和资料，包括形态学、细胞学、生物化学等各种性状，按照一定的数学程式，用计算机做出定量比较，客观反映出各类群的相似关系和进化规律。

（五）实验分类学（Experimental taxonomy）

实验分类学是用实验方法研究物种起源、形成和演化的学科。经典分类学对种的划分，常不能准确地反映客观实际，忽视生态条件对一个物种的形态习性的影响，有些生态类型表现出许多形态变化，难以划分，这些问题有待从实验分类学的研究去解决。实验分类学的内容相当广泛，如改变生态条件进行栽培试验，以解决分类中较难划分的种类；进行物种的动态研究，探索一个种在它的分布区内，由于气候及土壤等条件的差异，所引起的种群变化，来验证过去所划分的种的客观性。由于分子生物学的不断发展，实验分类学已由细胞水平深入到分子水平研究，细胞质及细胞核的移植，加速了物种形成及开拓了人工控制物种发展的新途径，而基因移植又使实验分类学迈入更高的阶段。

（六）分子系统学（Molecular systematics）

近十几年来，随着分子生物学研究的不断深入和生物技术的迅猛发展，利用分子生物学的资料来研究植物的分类与系统进化已成为当今植物分类学最活跃的研究热点，并由此产生了一门崭新的边缘学科——分子系统学。植物分子系统学是分子生物学和植物系统学交叉形成的一门学科。它利用分子生物学的各种实验手段，获取各类分子性状，以探讨植物的分类，类群之间的系统发育关系，以及进化的过程和机制。

四、植物分类的等级

植物分类等级（Taxon，复数Taxa），又称分类群、分类单位，是表示每一种植物的系统地位和归属，就是表示植物间类似的程度，亲缘的远近。分类等级的高低通常是依植物之间形态类似性和构造的简繁程度划分的。

植物分类等级自上而下依次是：门、纲、目、科、属、种。门是植物界最大的分类单位，一个门中可分若干纲，纲中分目，目中分科，科中分属，属下分种。有时因各等级之间范围过大，再分别加入亚级，如亚门、亚纲、亚目、亚科、亚属、亚种。有的在亚科下再分有族（Tribus）和亚族（Subtribus），亚属下再分组（Section）和系（Series）。现将常用分类等级的中文名、英文名、拉丁名和国际植物命名法规中规定的拉丁词尾列表如下：

中 文 名	英 文 名	拉 丁 名	拉 丁 词 尾
门	Division, Phylum	Divisio	–phyta；–mycota（菌类）
亚门	Subdivision, Subphylum	Subdivisio	–phytina；–ae
纲	Class	Classis	–opisida；–phyceae（藻类）
亚纲	Subclass	Subclassis	–idae
目	Order	Ordo	–ales
亚目	Suborder	Subordo	–inales
科	Family	Familia	–aceae
亚科	Subfamily	Subfamilia	–oideae
属	Genus	Genus	–a, –um, –us
亚属	Subgenus	Subgenus	
种	Species	Species (sp.)	
亚种	Subspecies	Subspecies (ssp.)	
变种	Variety	Varietas (var.)	
变型	Form	Forma (f.)	

需要说明的是，某些等级的词尾，过去因历史上惯用已久，仍可保留其惯用名和词尾。如双子叶植物纲（Dicotyledoneae）、单子叶植物纲（Monocotyledoneae）的词尾可以不用–opisida。另有8个科的学名，有规范名与惯用名并存的情况，见下表：

科 名	习称学名	规 范 学 名
十字花科	Cruciferae	Brassicaceae
豆科	Leguminosae	Fabaceae
藤黄科（金丝桃科、山竹子科）	Guttiferae	Hypercaceae
伞形科	Umbelliferae	Apiaceae

续表

科 名	习 称 学 名	规 范 学 名
唇形科	Labiatae	Lamiaceae
菊科	Compositae	Asteraceae
棕榈科	Palmae	Arecaceae
禾本科	Gramineae	Poaceae

在上述各种分类等级中，"种"（Species）是分类的基本单位或基本等级。在药用植物专著和中草药工具书中最常用的等级是"科""属""种"。

现以山楂和它的变种山里红为例，表明它们在植物界的分类等级：

植物界 Regnum vegetabile

种子植物门 Spermatophyta

被子植物亚门 Angiospermae

双子叶植物纲 Dicotyledoneae

古生花被亚纲 Archichlamydeae

蔷薇目 Rosales

蔷薇亚目 Rosineae

蔷薇科 Rosaceae

苹果亚科 Maloideae

山楂属 *Crataegus*

山楂（种）*Crataegus pinnatifida* Bge.

山里红（变种）*Crataegus pinnatifida* Bge. var. *major* N. E. Br.

五、植物种的命名

由于各国的文字、语言和生活习惯的不同，同一种植物，在不同的国家或不同地区往往有不同的名称。此外，还存在同名异物现象，如有8个科10余种不同种的植物称为"血见愁"。这种植物名称上的混乱，给植物的分类、资源的开发利用和国内外交流造成很大的困难。因此，广大学者认为应该给每一种生物制定世界各国可以统一使用的科学名称，这种世界公认的科学名称，即学名（Scientific name）。

（一）植物学名的组成

根据《国际植物命名法规》，植物学名必须用拉丁文或其他文字加以拉丁化来书写，命名采用瑞典植物学家林奈（Linnaeus）倡导的"双名法"（Binominal nomenclature）。即一种植物的学名主要由两个拉丁片语组成，前一个词是属名，第二个是种加词（习称种名），后面可以附上命名人的姓名（或缩写）。所以一种植物的完整学名实际包括属名、种加词和命名人三部分：

属名	+	种加词	+	命名人
名词主格 （首字母大写）		形容词或名词（主 格、属格） （全部字母小写）		姓氏或名字缩写 （每个词的首字母大写）

属名（Nomen generarum）是各级分类群中最重要的名称，是科级名称和一些植物成分化学构成的基础，在查阅植物书刊中的植物学名时最常用。属名常用拉丁名词单数主格（第1格），第1个字母必须大写。常依据植物的形态特征、特性、地方名、经济用途或纪念人名来命名。如甘草的属名"Glycyrrhiza"，是由"甜"和"根"两字所组成。属名的性别一般可从其词尾判断：–us为阳性，–a、–o、–es、–e、–is为阴性，–um、–er、–on、–x为中性。

种加词（Epitheo specificium）通常使用形容词（如植物的形态特征、习性、用途、地名等），有时用同位名词或名词所有格。种加词全部字母用小写。

植物学名的命名人一般只用其姓，但遇有两个同姓人研究同一门类，为区分而加注各人名字的缩写词，每个词的首写字母必须大写。命名人的姓名，规定要用拉丁字母拼写，不采用拉丁字母国家的命名人姓名，应转换为拉丁字母。中国人名姓氏，除过去已按威氏或其他外来拼写法拼写的外，应统一用汉语拼音拼写。

（二）植物种以下等级的学名表示法

种以下的等级有亚种（Subspecies）、变种（Varietas）、变型（Forma），其缩写分别为subsp.（或ssp.）、var. 和 f.。亚种的学名表示方法，为原种名后加亚种的缩写，其后再写亚种加词（或称亚种名）及亚种命名人。变种和变型也用类同的方式表示。

此外，还有从化学分类角度命名的化学变种（Chemovar.）、化学变型（Chemotype或Chemoforma）等，其学名是在原种名的后面加上化学变种或化学变型的缩写chvar.、chf.及该等级的缩写附加词。

栽培变种，过去常用 cv.（Cultivarietas的缩写）来表示，如白花夹竹桃 *Nerium indicum* Mill. cv. Paihua。现根据1975年第十二届国际植物学大会通过的《国际植物命名法规》规定，栽培种名称是在种加词后加栽培种加词（Cultivar epithet），起首字母大写，外加单引号，后不加命名人。如《中华人民共和国药典》中橘 *Citrus reticulata* Blanco的栽培变种茶枝柑 *Citrus reticulata* 'Chachi' 等。

六、植物界分门别类

对自然界的生物群划分，先后曾有两界说（动物界、植物界），三界说（植物界、动物界、原生生物界），四界说（原核生物界、原始有核生物界、后生植物界、后生动物界），以及五界、六界等学说。根据两界说中广义的植物界（Pegnum vegetabile；Plantae）概念，通常将植物界分成下列16门和若干类群：

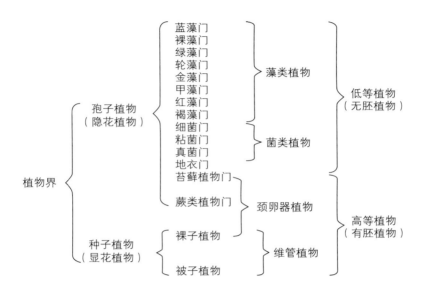

人们又把具有某些共同特征的门归成更大的类群。蓝藻门到褐藻门的8个门统称藻类（Algae）；将不具光合作用色素，营寄生或腐生生活的细菌门、粘菌门和真菌门合称为菌类植物（Fungi）；藻类、菌类及藻菌共生的地衣门，植物体构造简单，无根、茎、叶的分化，生殖器官是单细胞的，合子不形成胚，统称它们为低等植物（Lower plant）或无胚植物（Non-embryophyte）。苔藓、蕨类和种子植物有根、茎、叶分化，生殖器官是多细胞的，合子在体内发育成胚，因此合称为高等植物（Higher plant）或有胚植物（Embryophyte）。

苔藓植物门、蕨类植物门的雌性生殖器官，以颈卵器（Archegonium）的形式出现，裸子植物中也有颈卵器退化的痕迹，因此这三类植物又合称为颈卵器植物（Archegoniatae）。又因藻类、菌类、地衣、苔藓、蕨类植物均用孢子进行繁殖，所以又把它们统称为孢子植物（Spore plant）。孢子植物不开花，不结实，故又名隐花植物（Cryptogamia）。而种子植物（Seed plant）能开花结实，所以又称其为显花植物（Phanerogams）。

七、植物分类检索表

植物分类检索表（Key）是鉴定植物类群的一种工具，将所列类群的特征，由共性到个性，按法国人拉马克（Lamarck）的二歧归类法编制。在植物志和植物分类专著中，通过检索表可以很快地查出所列科、属或种之间的区别特征，或根据特征迅速查出所属的科、属、种或其他类群。

应用检索表鉴定植物时，必须熟悉植物形态或其他特性的术语，仔细识别被查植物的特征或特性（尤其是繁殖器官的构造特征），然后逐项查核。若其特征与某一项不符，则应查相对应的一项，直到查出结果为止。

常见的植物分类检索表有定距式、平行式和连续平行式三种式样，现以植物界几个大类群的分类检索表为例：

（一）定距式检索表

将每一对相互区别的特征分开编排在一定的距离处标以相同的项号，每低一项号退后一字排列。如：

1. 植物体构造简单，无根、茎、叶的分化，无多细胞构成的胚..............低等植物
  2. 植物体不为藻类和菌类所组成的共生体
    3. 植物体内含叶绿素或其他光合色素，营自养生活......................藻类植物
    3. 植物体内无叶绿素或其他光合色素，营异养生活......................菌类植物
  2. 植物体为藻类和菌类所组成的共生体 ....地衣类植物
1. 植物体构造复杂，有根、茎、叶的分化，有多细胞构成的胚..........高等植物
    4. 植物体有茎、叶，而无真根 ....苔藓植物
    4. 植物体有茎、叶和真根
      5. 植物以孢子繁殖 ....蕨类植物
      5. 植物以种子繁殖
        6. 胚珠裸露，不为心皮所包被 ....裸子植物
        6. 胚珠被心皮构成的子房包被 ....被子植物

（二）平行式检索表

将每一对相区别的特征编以同样的项号，并紧接并列，项号虽变但排列不退格，项末注明应查的下项号或以查到的分类等级，将上列检索表改变为平行式检索。如：

1.植物体无根、茎、叶的分化，无胚胎（低等植物）.............................2
1.植物体多有根、茎、叶分化，有胚胎（高等植物）.............................4
2.植物体为菌类和藻类所组成的共生体................................地衣类植物
2.植物体不为菌类和藻类所组成的共生体...3
3.植物体内含有叶绿素或其他光合色素，营自养生活..................藻类植物
3.植物体内不含叶绿素或其他光合色素，营异养生活..................菌类植物
4.植物体有茎、叶，而无真根..苔藓植物
4.植物体有茎、叶和真根...5
5.植物以孢子繁殖..蕨类植物
5.植物以种子繁殖...6
6.胚珠裸露，不为心皮所包被...裸子植物

6.胚珠被心皮构成的子房包被 ....被子植物

（三）连续平行式检索表

将一对互相区别的特征用两个不同的项号表示，其中后一项号加括弧，以表示它们是相对应的例子，如下例中的1.（6）和6.（1），其项号编列则按1，2，3，...的顺序排列。

1.（6）植物体无根、茎、叶的分化，无胚胎 ....（低等植物）

2.（5）植物体不为藻类和菌类所组成的共生体

3.（4）植物体内含有叶绿素或其他光合色素，营自养生活 ....藻类植物

4.（3）植物体内不含叶绿素或其他光合色素，营异养生活 ....菌类植物

5.（2）植物体为藻类和菌类植物的共生体 ....地衣植物

6.（1）植物体有根、茎、叶的分化，有胚胎 ....（高等植物）

7.（8）植物体有茎、叶，而无真根 ....苔藓植物

8.（7）植物体有茎、叶和真根

9.（10）植物以孢子繁殖 ....蕨类植物

10.（9）植物以种子繁殖

11.（12）胚珠裸露，无心皮所构成的子房 ....裸子植物

12.（11）胚珠包被于心皮所构成的子房内 ....被子植物

药用植物标本的采集与制作

为了正确地鉴别药用植物，必须采集标本。标本是真实的植物，是辨认药用植物的第一手材料，也是永久性的查考资料。因此，有关采集、制作药用植物标本的知识在科研、教学方面都很需要。

一、用具

植物标本的采集用具见下图：

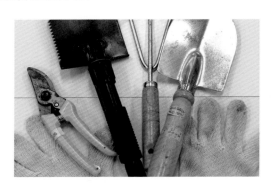

二、采集方法

为了便于分类鉴别，必须采集带有花果的标本，没有花果的标本应用价值不大，因此进行采集前要了解植物的花、果期。药用植物还要采集药用部分，有利于药用植物的鉴别。

（一）草本药用植物

标本采集时一般要连根挖出。如果植物高度超过1m，可将它折成N形收压起来，或分成段（上段带花、果，中段带叶，下段带根），将三段合成一份标本，但应把全草高度记录下来。

（二）木本药用植物

选取有花、果的完整枝条剪下，其长度为25~30cm，如叶、花、果太密集可适当疏剪去一部分，注意经疏剪的叶要保留叶柄。如果药用部分为根或树皮，应取一小块树皮或根作为样品附在标本上。

（三）雌雄异株的药用植物

要分开采集标本，分别编号，并注明两号关系。对桑寄生、槲寄生、菟丝子、列当等寄生植物，采集时应注意连同寄主一并采集。

（四）肉质植物

如马齿苋、景天、三七等，采集后要在开水中烫几分钟，否则压制数日后尚在发芽生长，难以干燥而致标本变黑和落叶。

三、野外记录的方法

野外采集必须有实地记录，因为标本经过压制后与它在生活时的状态有些改变。记录的内容有专门的野外记录本，可按其格式填写。

如乔木、灌木、高大草本植物，未采到部分的生长形式，植物体的大小、外形，各部分有无乳汁或有色浆汁。叶正反两面的颜色，有没有白粉或光泽。花或花的某一部分的颜色和香气，如兰科植物的唇瓣，有没有杂色、斑点和条纹，花药和花丝的颜色和形状。果实的形状和颜色。全株植物各部分的毛被着生和形状及地下部分的情形等，都是压制成标本后不能保存或难以看出来的性状，须加以详细记载。药用植物更要收集地方名和药用价值。

填写野外记录本和标本号牌应用铅笔，不能用圆珠笔或钢笔，因圆珠笔和钢笔的笔迹因久放、遇水或在消毒处理时容易退色。

采集编号时，每个采集人或采集队名的采集号和每年或每次的采集号，必须按顺序编下。每个采集人或采集队切不可有重号或空号。在同时同地所采的同种植物，应编为同一号。每一号标本，最少应采5份，以备应用和交换之需。每份标本上都要挂同

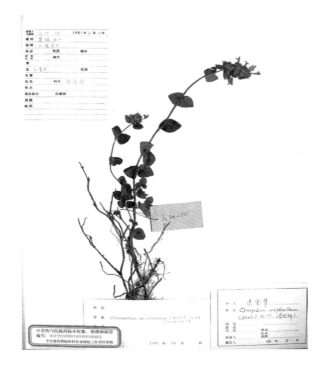

一号牌。号牌必须紧系标本的中部，以防脱落。注意野外记录本上的编号要和标本号牌上的号码相一致，以防混淆。

四、腊叶标本的压制

将野外采得的标本，首先压在小夹板内，返驻地时，用干纸更换在大夹板内，并加整理一次，整理时要使花、叶展平，构图美观，不能使多数叶片重叠，要压正面叶片，也要压反面叶片。落下来的花、果或叶片，要用纸袋装好，袋外写上该标本的采集号，与标本放在一起，以后贴在台纸上。标本与标本之间须隔数张吸水纸，夹在大夹板内，并加适当的重压力，用粗绳将大夹板捆起，放在通风处。

次日换干纸时，须再仔细加工整理标本，以后每日均需更换干纸最少一次，并应随时再加整理。在第三日换干纸后，可增加压力，捆紧夹板，放在日光下，使水分迅速蒸发以防止标本过度变色或发霉。肉质的球茎、鳞茎、果实可切开压制。

若遇阴雨天，可用风箱低温（40～50℃）风干。换下的湿纸，要及时放日光下晒干或烘干，以备换纸时用。南方多雨地区，每日应换干纸两次。已干的标本要及时提出另放。

五、标本的装订

已干的标本要装订在一张台纸上，台纸可用约40cmX30cm的厚卡纸，然后用线把标本的位置固定，标本经过分科、分属、分种鉴定后，可将定名标签贴在台纸右下角，然后鉴定人签署或盖章。野外记录标签贴在左上角，这样即为完整的标本。

野外记录笺
Field Record

采集日期(Date): _____

采集人(Collector): _____ 采集号(No.): _____

产地(Location): _____

生态环境(Environment): _____ 海拔(Altitude): ___ m

习性(Habit): 乔木(Tree) 灌木(Shrub) 草本(Herb) 藤本(Vine)

体高(Height): _____ 胸径(Diameter): _____ cm

根(Root): _____

茎(Stem): _____

叶(Leaf): _____

花(Flower): _____

果实(Fruit) _____

用途(Effects): _____

土名(Common Name): _____ 科名(Family): _____

学名(Latin Name): _____

附记(Remark): _____

采集人
采集号
地点
日期

植物摄影技巧

大自然的植物多姿多彩，种类繁多，地球上最迷人的图案与结构很多都是来自于那些开花的植物，植物摄影可以为我们展示植物的多样性，是学习植物学很有用的工具。植物摄影既是纪实摄影，也是艺术摄影，好的摄影作品是科学性与艺术性的完美结合。如何拍摄一幅好的植物摄影作品，需要有专业的知识，更需要有好的摄影技巧。

一、摄影器材

摄影器材的选择非常重要，因考虑成像的质量和对焦的便利性，以选择专业相机较为理想。专业相机可以变换的镜头更能够满足不同拍摄目的的需要，如远摄镜头可以拍摄到高大树木上的花果或湖中远处的花草，广角镜头可以拍摄植物的全貌及其生态环境状况，微距镜头可以拍摄植物的特写和微观形态。一般来说，选择定焦镜头要比变焦镜头的成像质素高。此外，偏振镜在拍摄植物时亦十分有用，除能加深天空的蓝色外，还能减少花瓣和叶片上的反光，使它们的颜色看上去更加浓郁。

二、光线的选择

光线决定着植物照片的成败。植物摄影一般以选择明亮的多云天气为好，这时光线柔和，阴影也不会太生硬。清晨的露珠会使植物看上去更娇嫩，早上和傍晚的斜阳十分有利于刻画植物表面的细节。光线的角度以侧光最为常用，即镜头与光线约成45°（前侧光）、90°（侧光）或135°（后侧光），侧光能增加植物体表面的明暗对比，表现其轮廓和立体感。此外，逆光在植物摄影中也经常用到，它能突出植物枝叶上的茸毛，还能让花朵看上去更加晶莹剔透。

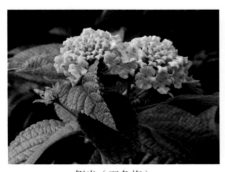

侧光（五色梅）

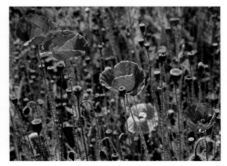

逆光（虞美人）

三、景深的运用

景深也是一个重要的创作要素。简单来说，景深是指在对焦点前后的清晰范围。如果整幅照片都清晰锐利，就是有很深的景深。相反，如果只有对焦的一点附近很短的距离是清晰的，就是浅景深。景深的深浅，首先与镜头焦距有关，焦距长的镜头景深浅；焦距短的镜头景深深。其次，景深与光圈有关，光圈越小，景深越深；光圈越大，景深越浅。景深在植物摄影中可根据需要灵活应用，如要使摄影主体前后景物都清晰或是拍摄森林外观和大的景致场面，可使用短的焦距或广角镜头。如要特写植物的局部或花果形态，可使用大光圈、浅景深来虚化背景，突出主体。

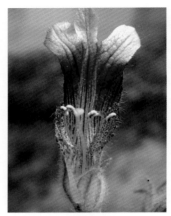

地黄花特写

四、构图的技巧

随意拍摄很难得到完美的植物摄影照片，只有经过精心的构图才能表现出植物独特的品质。植物是静态的，只靠花朵的色彩和形状，很难得到最佳的效果，这时构图是至关重要的。我们可以从三分法则入手（将画面用井字分割成三份九格，井字形的四个交叉点，是安排拍摄主体的最佳位置），利用偏离中心的花朵甚至是花心将读者的目光引入画面。至于枝条和叶子则应放置成斜线，以此来营造画面的动感。拍摄单朵花时应找好角度，充分展现花朵漂亮的几何结构。拍摄多朵花时要让它们构成统一而和谐的画面。面对一株植物总有许多的拍摄方法，既能将它拍成微距作品，也可将它放到大场面风景中去。

各种几何形状在植物世界里随处可见，它是构图的重要元素。大多数花朵都是对称的。有的是两侧对称，有的是辐射对称，利用花朵本身的对称关系或花与叶的相互位置，或是植物与周围环境的背景关系，都可以拍摄出圆形、三角形、梯

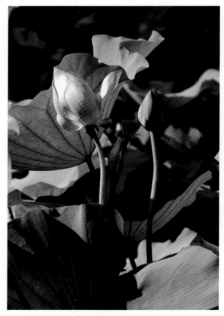

三分法构图（荷花）

形、曲线形或放射状等各种构图画面。叶脉构成的几何形状更为丰富，可以利用逆光刻画出叶片的脉络纹理，配合明亮的透射光，将会得到意想不到的效果。

在植物摄影构图时，有时需要从科学性出发，表现植物的生态环境和结构组成。如拍摄植物主体时，可以其生态环境作背景，体现花的内部结构，可以把花瓣掰开，拍摄藏于内部的雄蕊和雌蕊。开花同时又有结果的植物，最好在一个画面中同时表现花和果的形态。寄生植物应与其寄主一同拍摄。

拍摄角度决定了主体给予人的感觉。在正常情况下，要表现花朵盛开绽放的一面，可以选择平拍角度。侧拍会使主体更具立体感。仰拍植物时，可以造出其蓬勃向上的气势。俯拍方式多用于拍摄茂盛的草丛和水面的睡莲等。针对同一主体多转换角度拍摄会使画面更加生动活泼。

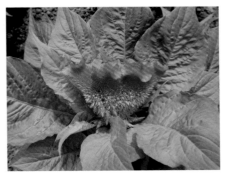

色彩对比（鸡冠花）

五、色彩的应用

鲜花绿叶赋予植物生命，也给人以视觉的冲击。色彩是植物摄影中十分重要的元素。把花朵置于模糊的绿叶中间或明亮的蓝天下是常用的拍摄方法。在植物摄影取景构图时，时刻要注意画面的色彩关系，如色彩的对比性、互补性、和谐性等。此外，色彩的饱和度可反映出色彩的深浅度或鲜艳程度，如在散射光或透射光下，植物的颜色饱和度会显得更高。

除了常见的花草和树木，我们还可以将镜头对准那些较为特殊的植物，如菌类、苔藓植物，它们独特的外表很适合在自然光线下拍摄。可以使用广角镜头在很低的角度拍摄，以表现植物矮小可爱的生长式样。

现今，数码照相机日新月异，相信如虎添翼的植物摄影爱好者们，在尽情享受大自然之美，汲取植物王国灵气的同时，定能创作出更多、更完美的科学与艺术相结合的力作。

植物器官形态图示

一、根

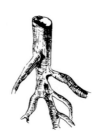

直根
（tap root）

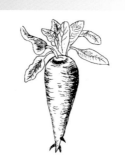

肉质直根（圆锥形）
（fleshy tap root）

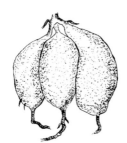

块根
（root tuber）

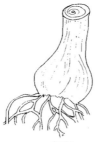

须根
（fibrous root）

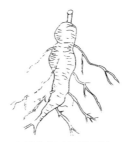

肉质直根（圆柱形）
（fleshy tap root）

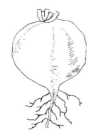

肉质直根（圆球形）
（fleshy tap root）

二、茎

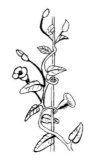

攀援茎
（climbing stem）

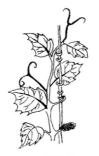

缠绕茎
（twining stem）

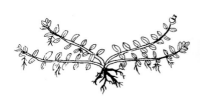

匍匐茎
（stolon）

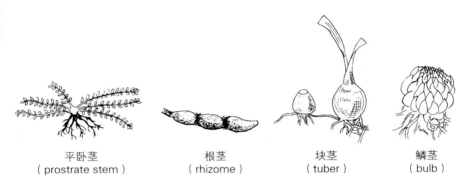

平卧茎
(prostrate stem)

根茎
(rhizome)

块茎
(tuber)

鳞茎
(bulb)

三、叶

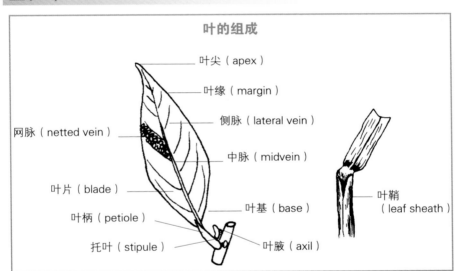

叶的组成

叶尖（apex）

叶缘（margin）

侧脉（lateral vein）

网脉（netted vein）

中脉（midvein）

叶片（blade）

叶基（base）

叶鞘
（leaf sheath）

叶柄（petiole）

托叶（stipule）

叶腋（axil）

◆ 叶形

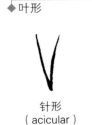

针形
(acicular)

披针形
(lanceolate)

距圆形
(oblong)

椭圆形
(elliptic)

卵形
(ovate)

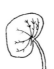

圆形
(orbicular)

线形
(linear)

肾形
(reniform)

三角形
(deltoid)

心形
(cordate)

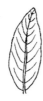

长椭圆形
(elliptic)

盾形
(peltate)

倒卵形
(obovate)

戟形
(hastate)

◆叶尖

渐尖
(acuminate)

急尖
(acute)

微凹
(retuse)

骤尖
(cuspidate)

截形
(truncate)

◆叶基

心形
(cordate)

钝形
(obtuse)

箭形
(sagittate)

圆形
(orbicular)

楔形
(cuneate)

歪斜
(oblique)

◆ 叶缘

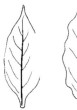 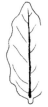 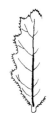 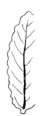 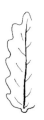 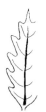 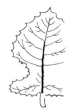

全缘	波状	锯齿状	圆齿状	深波状	羽状浅裂	琴状分裂
(entire)	(undulate)	(serrate)	(crenate)	(sinuate)	(pinnatilobate)	(lyrate)

◆ 叶脉

掌状脉	羽状脉	横出平行脉	平行脉	弧形脉
(palmately-veined)	(pinnately-veined)	(horizontal parallel-veined)	(parallel-veined)	(arcuate-veined)

◆ 复叶

 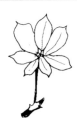 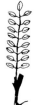 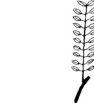

掌状三出复叶	掌状复叶	单数羽状复叶	双数羽状复叶
(palmately trifoliolate)	(palmately compound)	(odd-pinnate)	(even-pinnate)

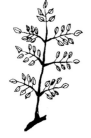 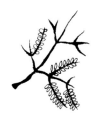

二回羽状复叶	三回羽状复叶
(bipinnate)	(tripinnate)

◆ 叶的排序

互生
（alternate）

对生
（opposite）

轮生
（whorled）

簇生
（fasciculate）

四、花

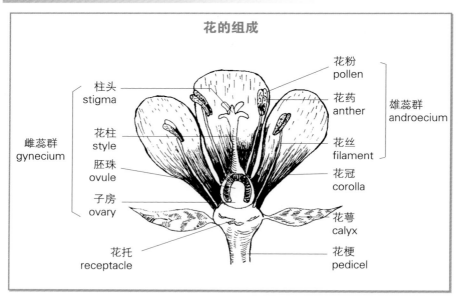

花的组成

雌蕊群 gynecium
柱头 stigma
花柱 style
胚珠 ovule
子房 ovary
花托 receptacle

花粉 pollen
花药 anther
花丝 filament
花冠 corolla
花萼 calyx
花梗 pedicel
雄蕊群 androecium

◆ 花冠

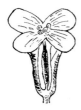
十字形
（cruciform）

舌状
（ligulate）

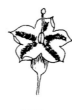
辐状
（rotate）

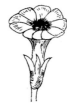
漏斗状
（funnelform）

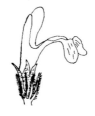
唇形
（labiate）

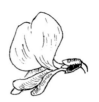
蝶形
(papilionaceous)

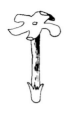
高脚碟状
(salverform)

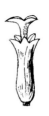
管状
(tubular)

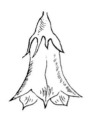
钟状
(campanulate)

◆花序

穗状花序
(spike)

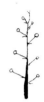
总状花序
(raceme)

荑花序
(catkin)

肉穗花序
(spadix)

圆锥花序
(panicle)

头状花序
(capitulum)

隐头花序
(hypanthodium)

伞形花序
(umbel)

复伞形花序
(compound umbel)

伞房花序
(corymb)

螺旋状聚伞花序
(helicoid cyme)

蝎尾状聚伞花序
(scorpioid cyme)

二歧聚伞花序
(dichasium)

多歧聚伞花序
(pleiochasium)

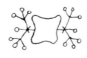
轮伞花序
(verticillaster)

五、果实

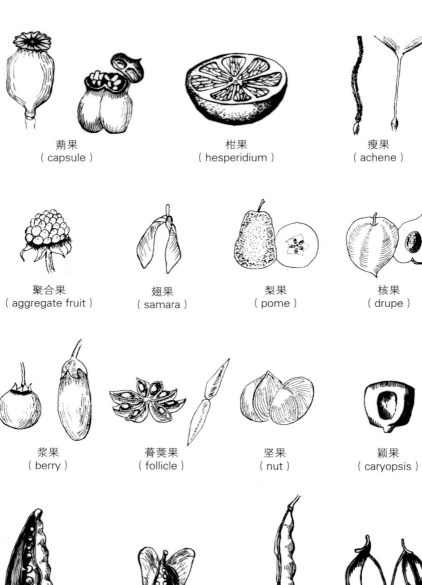

蒴果
(capsule)

柑果
(hesperidium)

瘦果
(achene)

聚合果
(aggregate fruit)

翅果
(samara)

梨果
(pome)

核果
(drupe)

浆果
(berry)

蓇葖果
(follicle)

坚果
(nut)

颖果
(caryopsis)

长角果
(silique)

短角果
(silicle)

荚果
(lequme)

双悬果
(cremocarp)

花程式（flower formula）

花程式是利用字母、数字、符号写成固定的程式来表示花的性别、对称性及花被、雄蕊群、雌蕊群的情况。一般是以花各部位拉丁文的第一个字母大写表示花各部分的代号。书写顺序为：花的性别、对称性、花被（花萼和花冠）、雄蕊群及/或雌蕊群。

花程式注释

	花的性别	对称性	花被	雄蕊及/或雌蕊
符号	两性花：☿ 单性花： 雄花：♂ 雌花：♀	辐射对称：＊ 两侧对称：↑		
字母			重被花： K：花萼 C：花冠 单被花： P：花被（无花萼、花冠之分）	A：雄蕊 G：雌蕊 $\underline{G}$：子房上位 $\overline{G}$：子房下位 $\overline{\underline{G}}$：子房半下位
数字			字母"K""C""P"右下角： 实际数目（≤10）：数字 >10/不定数：∞	字母G右下角3个数字之间用 "："相连，分别表示： 心皮数：子房室数：每室胚珠数

注：若花的某一部分相互连合（即合生），则在数字外加"（ ）"；若某部分由数轮组成，或同一轮中有几种不同联合及分离的数型，则以"+"连接。

例子：

花程式	含义
蚕豆花：☿↑K$_{(5)}$ C$_5$ A$_{(9)+1}$ $\underline{G}$ $_{(1:1:∞)}$	表示为两性花；两侧对称；萼片5枚，合生；花瓣5枚，分离；雄蕊10枚，9枚合生，1枚分离成二体雄蕊；雌蕊子房上位，单心皮，1室，每室胚珠数不定
桑花：♂P$_4$A$_4$；♀P$_4$ $\underline{G}$ $_{(2:1:1)}$	表示为单性花；① 雄花：花被片4枚，分离；雄蕊4枚，分离；② 雌花：花被片4枚，分离；雌蕊子房上位，由2枚心皮合生，1室，1个胚珠

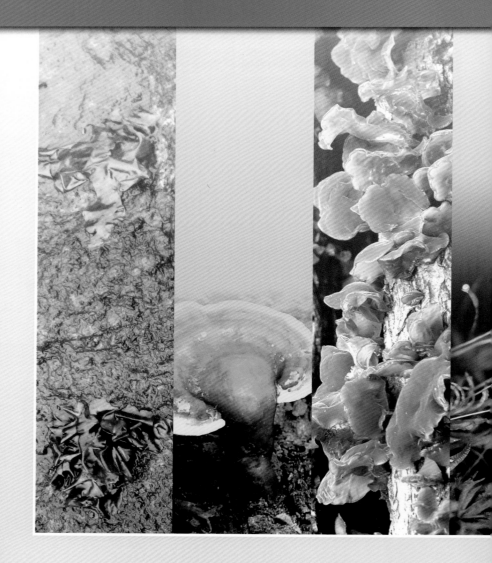

各 论

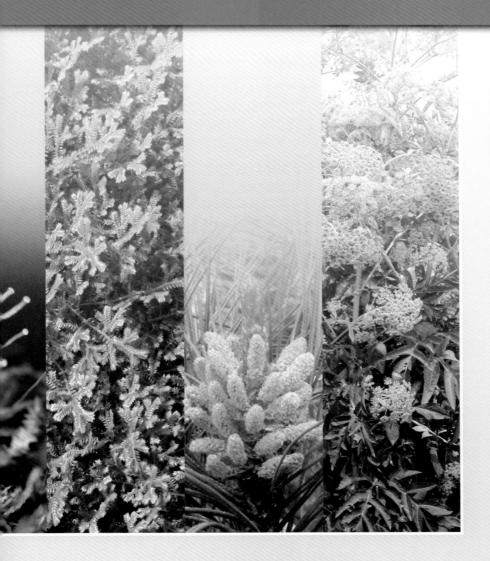

藻类植物 Algae

　　藻类是无根、茎、叶的分化，无胚胎，体内含有叶绿素或其他光合色素，营自养生活的一类最简单的低等植物。

　　主要特征　构造简单，没有真正的根、茎、叶的分化。小者是单细胞体，要在显微镜下才能看到，有的呈多细胞丝状，有的在叶状体的"叶腋"有气囊，凭借气囊向上的浮力，以保持植株的直立。海带长4～8m；巨藻最大者可达数十米成片分布，竖立漂浮在海里，十分壮观，是组成海底森林的主要成员之一。通常含有能进行光合作用的色素，因此能呈现不同的颜色。

　　种类分布　根据藻类植物的形态构造、光合色素的类型、鞭毛的有无和类型、生殖方式等的差异，藻类可分为蓝藻、绿藻、红藻、褐藻、金藻、裸藻、轮藻、甲藻等8门。约15000属，3万余种。中国已知有药用藻类115种，广布于世界各地，主要生长在淡水或海水中、潮湿的树干上、岩石或土壤中。

　　应用　海洋藻类将是人类开发海洋，生产食品、药品、精细化工产品和其他工业原料的重要资源。羊栖菜和海蒿子所含的多糖具有抗癌的效果。海带是一种价值很高的药用、食用和工业用海藻，因为它含有一般植物所缺少的碘、甘露醇和褐藻胶。海带所含的碘，可以预防和治疗缺碘的甲状腺肿大病；甘露醇糖可作为糖尿病病人的食糖代用品；褐藻胶可作为羧甲淀粉、抗凝血剂、乳化剂；碘还可用作火箭燃料的添加剂。

　　速记歌诀　藻类**构造最简单，多为水生无器官。**
　　　　　　　　　蓝绿红褐色素具，体形大小多变换。

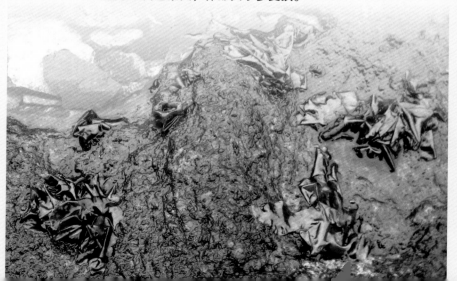

重要药用植物

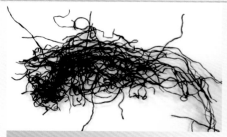

发菜 *Nostoc flagelliforme* Born. et Flah.
（藻体药用，能清热利湿）

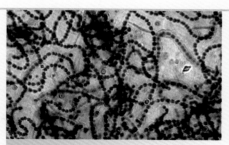

念珠藻 *Nostoc commune* Vauch.
（藻体药用，能清热、明目）

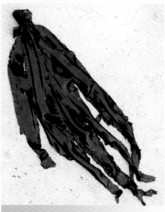

海带 *Laminaria japonica* Aresch.
（藻体药用，能软坚散结、消痰利水）

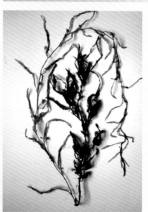

海蒿子 *Sargassum pallidum* (Turn.) C. Ag.
（藻体药用，能软坚散结、消痰）

其他药用植物

中文名	拉丁名	药名	入药部位	功能
螺旋藻	*Spirulina platensis*（Nordst.）Geitl.	螺旋藻	藻体	治营养不良，增强免疫力
石莼	*Ulva lactuca* L.	海白菜	藻体	软坚散结，清热利水
石花菜	*Gelidium amansii* (Lamx) Lamx	石花菜	藻体	缓泻，降血脂
黑昆布	*Ecklonia kurome* Okam.	鹅掌菜	藻体	软坚散结，消痰
羊栖菜	*Sargassum fusiforme* (Harv.) Setch.	小叶海藻	藻体	软坚散结，消痰

　　发菜是一种陆生藻类，主要分布于中国宁夏、内蒙古、甘肃、新疆等省区的荒漠和戈壁滩上。发菜的谐音恰好是"发财"，所以备受东南亚华侨、中国港澳台及沿海居民的偏爱，身价越来越高。实际上，吃发菜主要是图口福、图吉利。但由于发菜的产区和产量有限，长期过度采集，自然资源已遭到很大的破坏，使荒漠状态加剧。目前发菜尚不能种植栽培，使其供不应求的状况日益突出，现中国已限制发菜的采集与出口。

趣闻

菌类植物 Fungi

　　菌类是无根、茎、叶的分化，无胚胎，体内不含叶绿素或其他光合色素而过营异养生活的一类低等植物。

　　主要特征　不含叶绿素，异养（寄生或腐生）生活。与药物关系较密切的真菌门，由多细胞菌丝构成。菌丝是纤细的管状体。真菌的细胞壁成分可随其生长年限和环境条件的影响而发生变化，使菌体呈现褐色、黑色、黄色和红色等多种颜色。在繁殖期或在不良环境条件下，菌丝相互紧密地交织在一起，形成根状菌索或菌核。高等真菌在繁殖期能形成子实体。容纳子实体的褥座称子座。

　　种类分布　与药物关系较密切的真菌门分为藻状菌纲、子囊菌纲、担子菌纲和半知菌纲四个纲。约20万种。中国约有4万种。分布广泛，从大气到水中、陆地，甚至人体，几乎地球上所有的地方均有真菌的踪迹。

　　应用　许多菌类有增强免疫的功能，可抗癌、抗菌、抗消化道溃疡等。但也有一些真菌含有剧毒或致癌成分，如毒蘑菇和黄曲霉菌等。蘑菇、银耳、猴头菌等亦为美味的食用菌。

　　速记歌诀　光合色素菌不含，寄生腐生度终年。
　　　　　　　　药用多出真菌门，灵芝茯苓虫草源。

重要药用植物

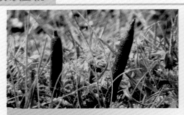

冬虫夏草 *Cordyceps sinensis*（Berk.）Sacc.
（菌虫复合体药用，能补肾益肺）

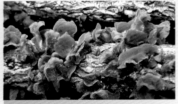

木耳 *Auricularia auricula*（L. ex Hook.）Underw.
（子实体药用，能益气活血）

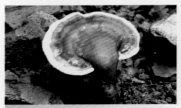

赤芝 *Ganoderma lucidum* (Leyss.ex Fr.) Karst.
（子实体药用，能养心安神、增强免疫）

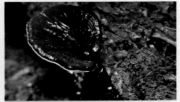

紫芝 *Ganoderma japonicum* (Fr.) Lloyd
（子实体药用，能养心安神、增强免疫）

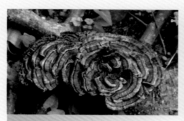

云芝 *Corilus versicolor* (Fr.) Ouel.
（子实体药用，能抗癌、增强免疫）

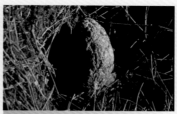

茯苓 *Poria cocos* (Schw.) Wolf.
（菌核药用，能利水渗湿、健脾宁心）

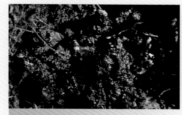

猪苓 *Polyporus umbellatus* (Pers.) Fr.
（菌核药用，能利水渗湿、抗癌）

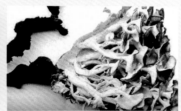

猪苓子实体

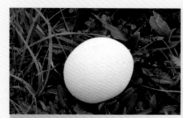

大马勃 *Calvatia gigantea* (Bat.ex Pers.) Lloyd
（子实体药用，能清肝利咽、止血）

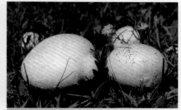

紫色马勃 *Calvatia lilacina* (Mont. et Berk.) Lloyd
（子实体药用，能清肝利咽、止血）

其他药用植物

中文名	拉丁名	药名	入药部位	功能
大蝉草	*Cordyceps sobolifera* Berk. et Br.	蝉花	菌虫复合体	明目，安神
银耳	*Tremella fuciformis* Berk.	银耳	子实体	滋阴，润肺
猴头菌	*Hericium erinaceus* (Bull.) Pers.	猴头菌	子实体	养胃，安神

　　冬虫夏草是虫与菌的结合体，其生长奇特。《聊斋志异外集》有诗叹曰："冬虫夏草名符实，变化生成一气通。一物竟能兼动植，世间物理信难穷。"冬虫夏草中的动物是蝙蝠蛾科昆虫蝙蝠蛾的幼虫，冬季在土壤中冬眠时，被麦角菌科冬虫夏草菌侵入体内生长，菌丝长满虫体，破坏了幼虫体内器官，幼虫死于地下，但虫体的整体角皮基本完整无损。夏季时，菌丝从虫体的头部长出一个颇似草芽的"子座"，露出地面。冬虫夏草主产于四川、青海、西藏、甘肃、云南、贵州等地，生长在海拔3000m以上的高山草甸。

趣闻

地衣植物 Lichen

地衣是无根、茎、叶的分化，无胚胎，由真菌类和藻类所组成的共生体。

主要特征 地衣是由真菌类和藻类高度结合的共生复合体，大部分由菌丝交织而成叶片状、壳状、树枝状，中部疏松，表层紧密。藻类细胞在复合体内部进行光合作用，为整个地衣植物体制造有机养分。菌类则吸收水分和无机盐，为藻类进行光合作用提供原料。内部构造横切面观，通常可分为上"皮层"、"藻胞层"、"髓层"和下"皮层"。上、下"皮层"等均是由紧密交织的菌丝构成，故称为假组织。

叶状、壳状与枝状地衣

种类分布 全世界500余属，2万余种。地衣的耐旱性和耐寒性很强，可以生长在岩石峭壁、荒漠、高山、树皮上，在南、北极和高山冻土带广泛分布。

应用 地衣含有地衣淀粉、地衣酸（lichenic acid）及其他多种独特的化学成分，有的可以食用或作为饲料，有的可供药用或作为试剂、香精的原料。

速记歌诀 老树裸崖披地衣，真菌藻类互相依。
生命顽强耐旱寒，松萝垂树山挂须。

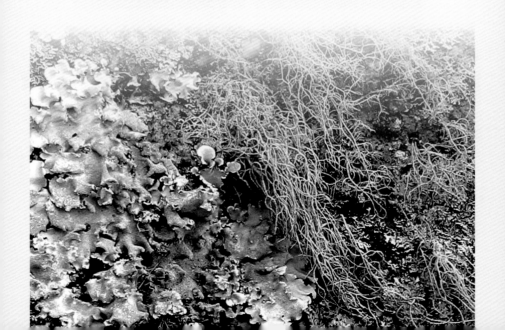

重要药用植物

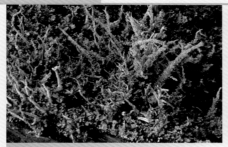

石蕊 *Cladonia rangiferina* (L.) Web.
（全草药用，能祛风、镇痛、凉血）

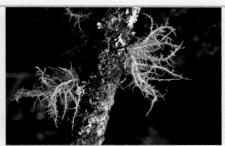

花松萝 *Usnea florida* (L.) Wigg.
（全草药用，能祛风湿、通经络）

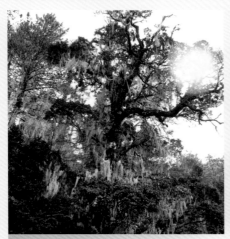

松萝 *Usnea diffracta* Vain.
（全草药用，能祛风湿、通经络）

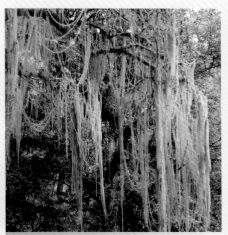

长松萝 *Usnea longissima* Ach.
（全草药用，能祛风湿、通经络）

其他药用植物

中文名	拉丁名	药名	入药部位	功能
梅衣	*Parmelia saxatilis* Ach.	石花	地衣体	明目，凉血，解毒
脐衣	*Umbilicaria esculenta* (Miyoshi) Minks	石耳	地衣体	润肺，凉血，解毒
肺衣	*Lobaria pulmonaria* Hoffm.	老龙皮	地衣体	健脾利湿，祛风

松萝常附生在高寒山地的树上或岩石上，菌丝体集结成丛枝状，最常见者为长松萝，枝体中心轴为软骨质，有弹韧，枝体常呈圆条形，面条状，故又名"山挂面"。山挂面常倒悬树枝上，飘飘拂拂，别有情趣。多种松萝还是猴、麝等动物喜爱的食物。

趣闻

苔藓植物 Bryophyte

苔藓是有茎、叶，而无真根，精子和卵子受精后能形成胚的最简单的高等植物。

主要特征　苔藓植物分为苔和藓两类，均是绿色自养性植物，植物体较小。其中苔类分化程度比较浅，保持叶状体的形状。如地钱 *Marchantia polymorpha* L.是多回二歧分叉的叶状体，有两种营养繁殖方式：一种方式是在叶状体上形成胞芽杯(cupule)，在胞芽杯中产生胞芽。胞芽成熟时，由柄处脱落，在土中萌发成新的叶状体。另一种方式是地钱的叶状体在成长的过程中，前端凹陷处的顶端细胞不断分裂，使叶状体不断加长和分叉。后面的部分逐渐衰老、死亡并腐烂。当死亡部分到达分叉处，一个植物体即变成两个新植物体。有性生殖则靠雌雄异株的配子体分别产生的精子和卵子受精后，发育成新的配子体。藓类已有假根和类似茎、叶的分化，如大金发藓 *Polytrichum commune* L. ex Hedw更似小草。植物体内部仅有皮部和中轴的分化，没有真正的维管束构造。叶多数由一层细胞组成，内部有叶绿粒。

种类分布　全世界约23000种，中国约2800种，药用43种。遍布世界各地。生于潮湿和阴暗的环境中，尤以多云雾的山区林地内生长更为繁茂。

应用　除药用外，因苔藓植物能涵蓄大量水分，对水土、养分的保持，森林及某些附生植物的发育均有极重要作用，故常用作花卉栽培的保湿材料。

速记歌诀　苔藓**自养伏地皮，苔类多为叶状驱。**
藓类虽见根茎叶，内无维管以形聚。

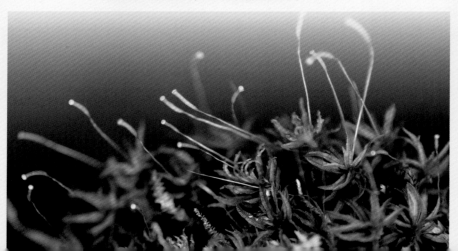

重要药用植物

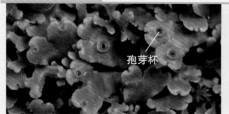

孢芽杯

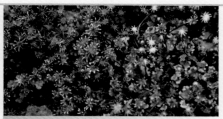

地钱 *Marchantia polymorpha* L.
（全株药用，能解毒、祛瘀、生肌）

地钱的雌配子体

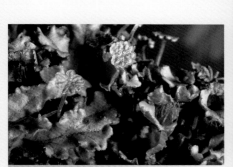

地钱的雄配子体

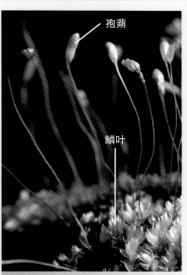

孢蒴

鳞叶

大金发藓 *Polytrichum commune* L. ex Hedw
（全株药用，能清热解毒、凉血止血）

其他药用植物

中文名	拉丁名	药名	入药部位	功能
蛇苔	*Conocephalum conicum* (L.) Dumortier	蛇地钱	叶状体	清热解毒，消肿止痛
暖地大叶藓	*Rhodobryum giganteum* (Sch.) Par.	回心草	全草	清心，明目，安神

　　苔藓植物是从水生到陆生过渡形式的代表，是地球上最早绿色植物祖先的后裔。虽然它们是个体微小、结构简单的低等植物，但经过数亿年来不断地天择演化与扩展，目前全世界仍有20000余种，除了海洋以外，南北极地、高山寒原、沼泽低谷、森林荒漠都有它们的足迹。

趣闻

蕨类植物 Pteridophyte

　　蕨类植物是高等植物中具有维管组织，但比较低等的一类群。在高等植物中除苔藓植物外，蕨类植物、裸子植物及被子植物在植物体内均具有维管系统，所以这三类植物也总称维管植物，有的分类系统把这三类植物合称维管植物门（Tracheophyta）。蕨类植物的孢子体发达，通常具有根、茎、叶的分化，一般为多年生草本，稀一年生。陆生或附生。

　　蕨类植物门下分为5个纲或亚门：松叶蕨纲、石松纲、水韭纲、木贼纲（楔叶纲）、真蕨纲。前4纲都是小叶型蕨类，是一些较原始而古老的类群，现存的较少。真蕨纲是大叶型蕨类，是最进化也是现今最为繁茂的蕨类植物。

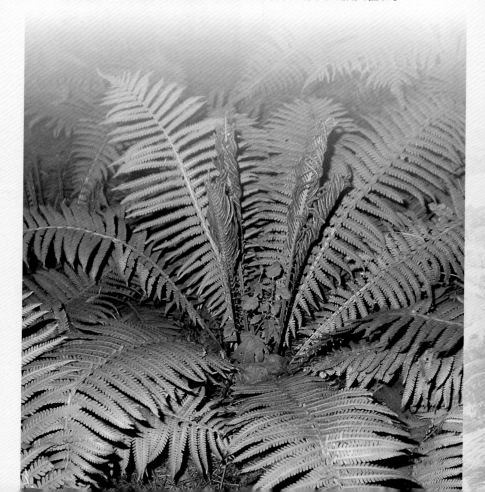

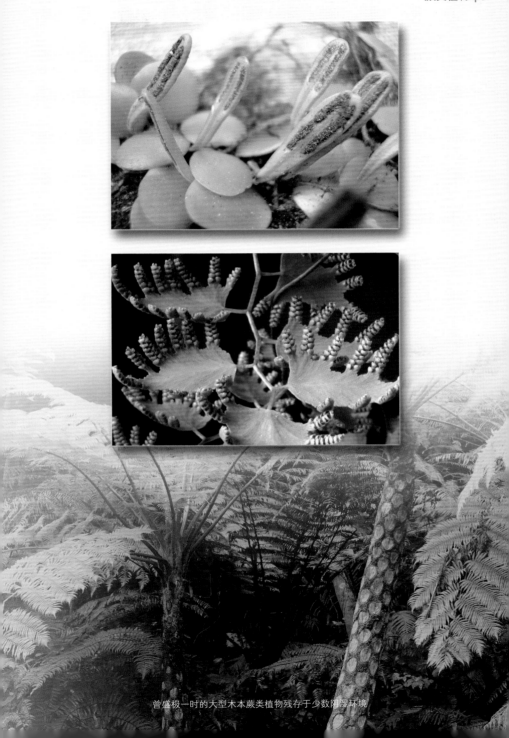

曾盛极一时的大型木本蕨类植物残存于少数阴湿环境

松叶蕨科 Psilotaceae

主要特征 **习性**多年生草本。**根及茎**具假根，茎二叉分枝，绿色。**叶**疏生，小鳞片状，披针形。**孢子囊**生叶腋，球形，蒴果状。

种类分布 2属，3种；中国1属，1种；分布于中国四川、云南、台湾、广东、海南等地。

应用 除药用外，因其茎二叉分枝，绿色，体形独特，亦可供观赏。

速记歌诀 蕨类内含维管束，器官分化孢子出。
松叶蕨科茎似叶，二叉分枝原始祖。

重要药用植物

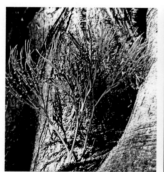

松叶蕨 *Psilotum nudum* (L.) Griseb.
（全草药用，能祛风除湿、舒筋活血）

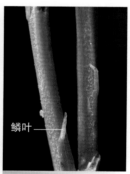

鳞叶

松叶蕨茎叶

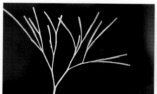

松叶蕨的二叉分枝茎

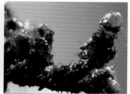

松叶蕨的假根

松叶蕨因其植株似松树的针叶得名。其实，它和松树的针叶有原则的区别。首先，它不是叶而是茎，茎上疏生的小鳞片才是它真正的叶。其次，这似松叶的茎，并不像松叶那样圆直，而是具纵棱，且呈二叉分枝。这种二叉分枝的现象，能在古老地层中发现的古植物化石上见到。因此，有人认为松叶蕨是一类原始的蕨类植物。

趣闻

石松科 Lycopodiaceae

主要特征 **习性**陆生或附生，多年生草本。**根及茎**茎直立或匍匐，具根茎及不定根，小枝密生。**叶**小，螺旋状互生，呈鳞片状或针状。**孢子囊**孢子叶穗集生于茎的顶端。

种类分布 7属，40余种；中国5属，18种；药用4属，9种。分布于热带、亚热带及温带地区。

应用 除药用外，因其枝体形色独特，经久不衰，可用作插花的配材。

速记歌诀 蕨类植物有石松，孢子叶穗枝顶生。
舒筋活络伸筋草，叶小螺状交互萦。

重要药用植物

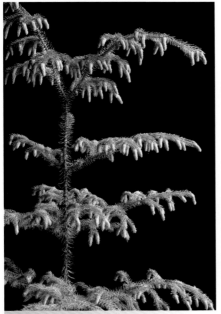

垂穗石松（伸筋草）*Lycopodium*. cernuum L.
（全草药用，能舒筋活络、镇咳）

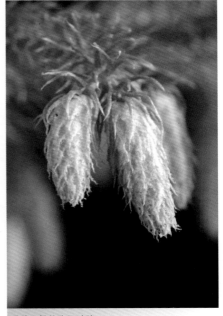

垂穗石松的孢子叶穗

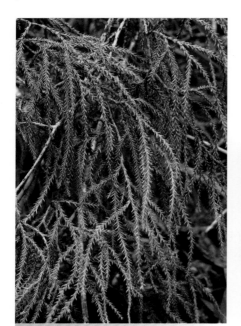

藤石松 *Lycopodiastrum casuarinoides*
(Spring.) Holub.
（全草药用，能舒筋活血）

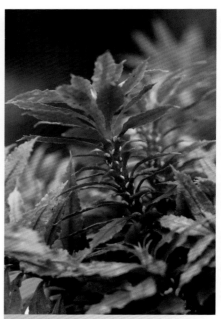

蛇足石杉（千层塔） *Huperzia serrata* (Thunb.) Trev.
（全草药用，能祛风除湿，治老年痴呆症）

其他药用植物

中文名	拉丁名	药名	入药部位	功能
石松	*Lycopodium japonicum* Thunb.	伸筋草	全草	舒筋活络
玉柏	*Lycopodium obscurum* L.	伸筋草	全草	舒筋活络
石杉	*Huperzia selago* (L.) Bernh. ex Schrank et Mart.	小杉兰	全草	祛风除湿
华南马尾杉	*Phlegmariurus fordii* (Baker) Ching	马尾杉	全草	祛风除湿

　　蕨类植物通常生长在潮湿阴暗的环境中，然而石松科植物则不同，它们喜生于
向阳干燥的山坡。垂穗石松就是一个典型的例子，因为它有地下匍匐茎，不怕火
烧，山火烧过，地下匍匐茎很快发芽，能迅速蔓延生长，甚至翻过山坡，故又名过
山龙、铺地蜈蚣。

卷柏科 Selaginellaceae

主要特征 **习性**多年生小型草本。**茎**腹背扁平。**叶**小型，鳞片状，同型或异型、交互排列成四行，腹面基部有一叶舌。**孢子囊**孢子叶穗呈四棱形，生于枝的顶端。

种类分布 1属，约700种；中国50余种；药用25种。分布于热带、亚热带地区。

应用 除药用外，因其枝叶形态特殊，常绿，可作为地被绿化植物。

速记歌诀 百年卷柏仍小型，叶呈鳞片茎扁平。
四季常绿惹人爱，翠云草上观特征。

重要药用植物

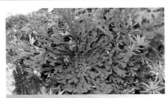

卷柏 *Selaginella tamariscina* (Beauv.) Spring
（全草药用，能活血通经、止血）

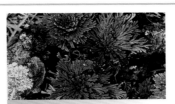

垫状卷柏 *Selaginella pulvinata* Maxim.
（全草药用，能活血通经、止血）

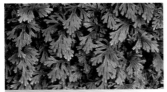

深绿卷柏 *Selaginella doederleinii* Hieron
（全草药用，能清热解毒、抗癌）

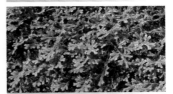

翠云草 *Selaginella uncinata* (Desv.) Spring
（全草药用，能清热利湿、通经）

其他药用植物

中文名	拉丁名	药名	入药部位	功能
江南卷柏	*Selaginella moellendorffii* Hieron.	地柏枝	全草	清热利湿
兖州卷柏	*Selaginella involvens* (Sw.) Spring	地柏枝	全草	清热利湿

卷柏因其茎叶似柏树的幼枝叶，而且枝叶内卷得名。卷柏茎叶卷曲的程度常随土壤水分的多少、空气湿度的大小而变化。水分越少，湿度越小，卷曲程度越大。干旱时，不但茎叶紧卷，而且由绿色变成枯黄，如已枯死一般。一旦下雨，它会立刻伸展开，并返还成绿色，如借尸还魂般，故有"还魂草"的别名。

趣
闻

木贼科 **Equisetaceae**

主要特征 习性 多年生草本。根及茎 根茎棕色，生有不定根。地上茎具明显的节及节间，有纵棱，表面粗糙，多硅质。叶 小型，鳞片状，轮生于节部，基部连合成鞘状，边缘贝齿状。孢子囊 生于盾状的孢子叶下的孢囊柄端上。并聚集于枝端成孢子叶穗。

种类分布 中国有2属，10余种；药用2属，8种。主要分布于亚热带地区。

应用 除药用外，因其枝形独特，可作为插花的配材。

速记歌诀 木贼草本多年生，茎圆中空有纵棱。
鳞叶轮生茎节部，孢子叶穗枝顶凝。

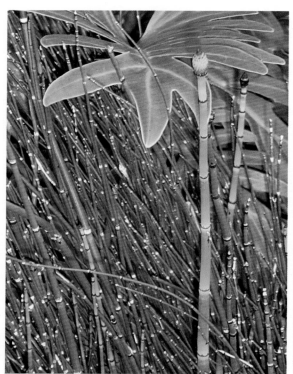

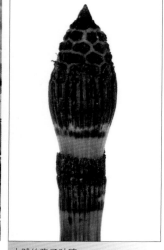

木贼 *Hippochaete hiemale* (L.) Boerner.
（全草药用，能收敛止血、利尿、明目退翳）

木贼的孢子叶穗

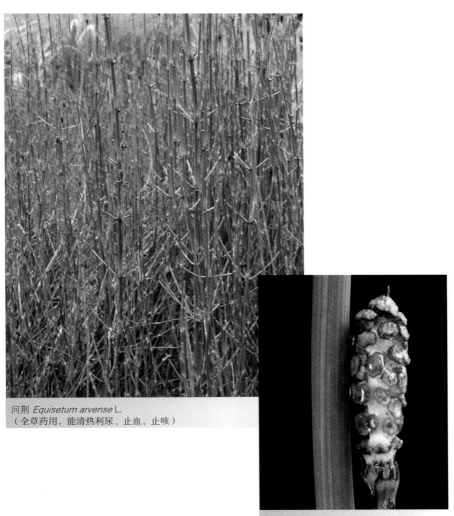

问荆 *Equisetum arvense* L.
（全草药用，能清热利尿、止血、止咳）

纤弱木贼 *Equisetum debile* Roxb. ex Vauch
（全草药用，能收敛止血、利尿、明目退翳）

其他药用植物

中文名	拉丁名	药名	入药部位	功能
节节草	*Equisetum ramosissium* (Desf.) Boerner	节节草	全草	清热利尿
笔管草	*Equisetum debile* (Roxb.) Milde	笔管草	全草	清热利尿

　　木贼常用作家具或其他木制品的表面抛光，如砂纸样的打磨物。昔日亦有人以木贼扎捆用来刷锅。木贼的茎有许多突起的纵棱，棱脊上的厚壁细胞沉积了大量坚硬的硅质，这是其表面十分粗糙的缘故。

趣闻

紫萁科 Osmundaceae

主要特征 **习性** 多年生落叶草本。**根及茎** 根状茎直立，不具鳞片。**叶** 簇生，羽状复叶，叶脉二叉分枝。幼时叶片被有棕色腺状绒毛，老时脱落。**孢子囊** 生于极度收缩变形的孢子叶羽片边缘。

种类分布 3属，22种；中国有1属，约9种；药用1属，6种。分布于温带、热带地区。

应用 除药用外，因其孢子叶和营养叶显著不同，蔚为奇观，可作为阴生观赏蕨。

速记歌诀 蕨多常绿紫萁独，应时变换至冬枯。
二叉分枝侧脉显，营养叶绿孢叶殊。

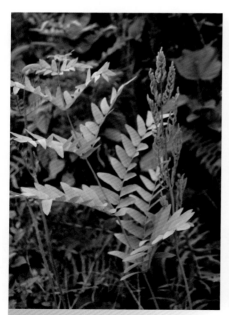

紫萁（贯众）*Osmunda japonica* Thunb.
（根茎药用，能清热解毒、杀虫、止血）

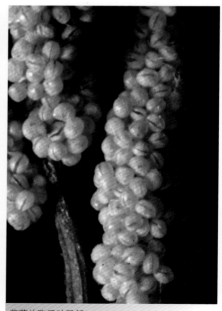

紫萁的孢子叶局部

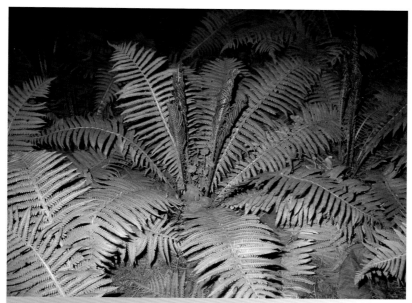

华南紫萁 *Osmunda vachelii* Hook.
（根茎药用，能清热解毒、杀虫）

　　蕨类植物通常是常绿性的，然而有少部分种却是落叶性的。紫萁便是这稀有的落叶性蕨类的代表，到秋冬季节，紫萁叶逐渐变黄枯萎，甚至从叶基脱落，春天再从植株中央发出新叶，年复一年，紫萁根茎越来越粗大，而地上的叶片却未见增加多少。

趣
闻

海金沙科 Lygodiaceae

主要特征 **习性**多年生攀援植物。**根及茎**横走,有毛,无鳞片。**叶**轴细长,缠绕攀援,羽片1～2回二叉状或1～2回羽状复叶,不育叶羽片通常生于叶轴下部,能育叶羽片生于上部。**孢子囊**生于能育叶羽片边缘的小脉顶端,有纵向开裂的顶生环带。

种类分布 1属,45种;中国约有10种;药用5种。主要分布于热带地区,少数分布于亚热带及温带地区。

应用 除药用外,因其孢子燃烧时有爆鸣声,并发出闪耀火光,故昔日燃烧作为魔术及舞龙狮时的闪光效果。

速记歌诀 海金沙科善攀援,根茎有毛无鳞片。
孢子见火如爆竹,叶轴细长当辨真。

重要药用植物

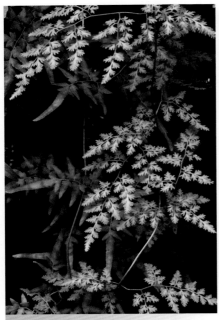

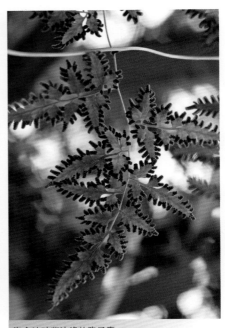

海金沙 *Lygodium japonicum* (Thunb.) Sw.
(孢子或茎藤药用,能清热利湿、通淋)

海金沙叶背边缘的孢子囊

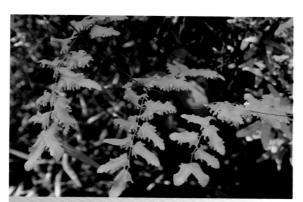

小叶海金沙 *Lygodium scandens* (L.) Sw.
（叶药用，能清热利湿、通淋）

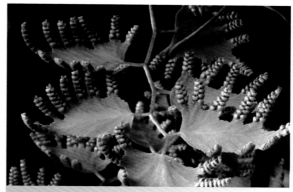

小叶海金沙叶背边缘的孢子囊

其他药用植物

中文名	拉丁名	药名	入药部位	功能
掌叶海金沙	*Lygodium digitatum* Presl	海金沙藤	茎藤	清热利湿，通淋
曲轴海金沙	*Lygodium flexuosum* (L.) Sw.	海金沙藤	茎藤	清热利湿，通淋

　　海金沙科植物有许多特殊的生命现象。我们通常见到的海金沙都是攀援性的蔓生藤本，向上攀援时向左旋转，故又名左转藤。其实，海金沙并非藤本，攀援的藤也不是茎。海金沙幼小时是一棵直立的小草，随着植株的生长，叶轴变长，顶端才开始缠绕攀援。看来，海金沙是由不会攀援的祖先演化成今天的样子。海金沙叶轴上有芽，芽可以长成新的主轴分枝，并不断与自身或别的植物相缠绕，最后交织成一片绿网。这整个的绿网，其实就是由叶轴不断分化的一片叶。

趣
闻

水龙骨科 Polypodiaceae

主要特征 **习性**附生或陆生草本。**根及茎**横走，被鳞片，网状中柱。**叶**同型或二型，叶柄具关节；单叶全缘或羽状分裂；叶脉网状。**孢子囊**孢子囊群圆形、长圆形至线形，有时布满叶背，无囊群盖。

种类分布 50属，约600种；中国有27属，约150种；药用18属，86种。主要分布于热带、亚热带地区。

速记歌诀 水龙骨科常附生，根茎横长状若龙。
孢子囊群不见盖，密生叶背似毡茸。

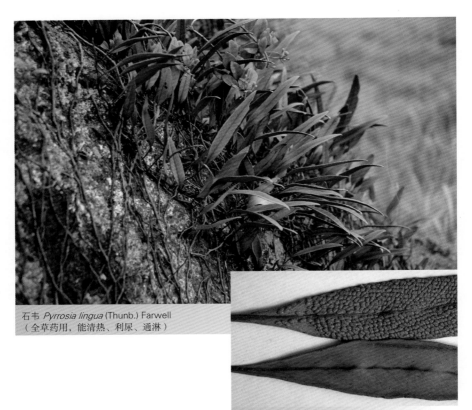

石韦 *Pyrrosia lingua* (Thunb.) Farwell
（全草药用，能清热、利尿、通淋）

石韦孢子叶的正面和叶背的孢子囊群

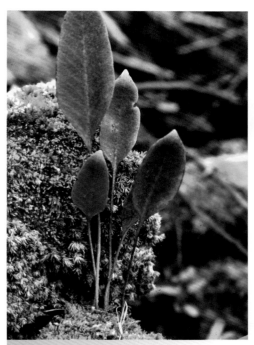

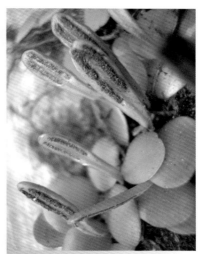

有柄石韦 *Pyrrosi petilolsa* (Christ.) Ching
（全草药用，能清热、利尿、通淋）

伏石蕨 *Lemmaphyllum microphyllum* C.Presl
（全草药用，能清热凉血、止咳）

其他药用植物

中文名	拉丁名	药名	入药部位	功能
庐山石韦	*Pyrrosi sheareri* (Bak.) Ching	石韦	全草	清热，利尿，通淋
毡毛石韦	*Pyrrosi drakeana* (Franch.) Ching	石韦	全草	清热，利尿，通淋
华北石韦	*Pyrrosi davidii* (Gies.) Ching	石韦	全草	清热，利尿，通淋
西南石韦	*Pyrrosi gralla* (Gies.) Ching	石韦	全草	清热，利尿，通淋
水龙骨	*Polypodiodes niponica* (Mett.) Ching	石蚕	全草	清热利湿，明目
瓦韦	*Lepisorus thunbergianus* (Kaulf.) Ching	瓦韦	全草	清热利湿

　　石韦因喜生石上，其叶革质如韦而得名。由于石上易致干旱，故石上生长的植物常有一些抗旱的办法。石韦的抗旱办法有三：一是叶表面多为厚壁或厚角细胞，细胞排列紧密；气孔多分布于叶背，而叶背密布多层星状毛，这些结构有利于减少植物体内水分的蒸发。二是干旱时叶片会内卷，以减少蒸发面积；浅色的叶背向外，可以反射阳光。三是到最旱时，会让一部分老叶从叶柄基部的关节处脱落，以进一步减少植物整体水分的消耗。

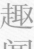

趣闻

槲蕨科 Drynariaceae

主要特征 习性附生草本。根及茎横生，粗大，肉质，具穿孔的网状中柱，密被褐色鳞片，鳞片大，狭长，腹部盾状着生，边缘具睫毛。叶二型，无柄或有短柄，叶片大，深羽裂或羽状，叶脉粗而隆起，具四方形网眼。孢子囊孢子囊群不具囊群盖。

种类分布 8属，约20种；中国3属，约15种；药用2属，7种。多分布于亚洲，延伸到一些太平洋的热带岛屿，南至澳大利亚北部。

应用 除药用外，因其附生石上或树上，叶二型，奇特，可作为观赏蕨。

速记歌诀 槲蕨附生石与树，叶脉网眼四方出。
根茎粗短多横生，药用代表骨碎补。

重要药用植物

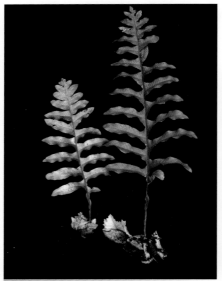

槲蕨（骨碎补）*Drynaria rosii* Nakaike
（根茎药用，能补肾坚骨、祛风湿、活血）

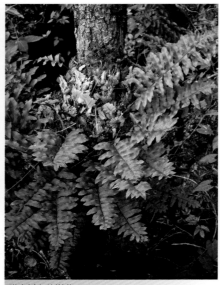

附生树上的槲蕨

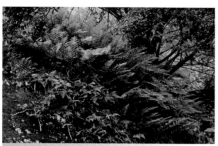
附生石上的槲蕨

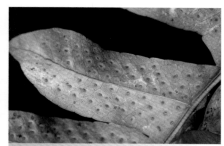
槲蕨的孢子囊群

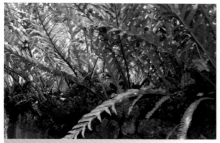
崖姜 *Pseudodrynaria coronans* (Wall. ex Mett.) Ching
（根茎药用，能补肾坚骨、祛风湿、活血）

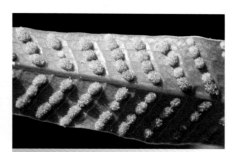
崖姜的孢子囊群

其他药用植物

中文名	拉丁名	药名	入药部位	功能
中华骨碎补	*Drynaria baronii* (Christ) Diels	骨碎补	根茎	补肾坚骨，祛风湿
石莲姜槲蕨	*Drynaria propinqua* (Wall. ex Mett.) J. Sm. ex Bedd.	骨碎补	根茎	补肾坚骨，祛风湿

　　相传后唐明宗李嗣源外出围猎，突然从附近的草丛中窜出一只金钱豹，吓得皇帝身边的一位最得宠的皇妃，从马上摔了下来，筋断骨裂，鲜血直流。当时，恰逢御医不在身边，皇帝急得手忙脚乱。这时，一名卫士从岩石上采来一种草药，捣烂后敷在皇妃的伤口上，起到了止血止痛的效果。后来断骨接续，至伤病痊愈，也用到了这味草药。对此，皇帝大喜，亲自命名此药为"骨碎补"。

　　骨碎补的原植物是槲蕨科的槲蕨。槲蕨的叶为二型，营养叶宽短无柄，紧贴基部的根茎上，一方面可以保护根茎，一方面可以承接上方落下的尘土、枯枝腐叶和水分，槲蕨巧妙地利用这些作为生长所需的水肥，茁壮成长。真可谓"化腐朽为神奇"。

趣闻

裸子植物 Gymnosperm

裸子植物既保留着颈卵器，又能产生种子，是介于蕨类植物和被子植物之间的一类维管植物。裸子植物植物体（孢子体）发达，为多年生的木本植物，少数为亚灌木或藤本。多数为常绿植物，少数为落叶性；茎内维管束环状排列，有形成层和次生生长；木质部大多为管胞，极少数有导管（麻黄科，买麻藤科），韧皮部中有筛细胞而无伴胞。叶针形、条形或鳞形，极少数为扁平的阔叶。根具强大的主根。胚珠内颈卵器的卵细胞与精子受精后，发育成种子。种子裸露于心皮上，这是与被子植物的重要区别点。

现代生存的裸子植物分属于5纲，9目，12科，71属，近800种。中国有5纲，8目，11科，41属，近300种（内有1科，7属，51种为引种栽培种）。药用有10科，25属，100余种。有不少是第三纪的孑遗植物，或称"活化石"植物，如银杏、水杉、银杉等。裸子植物大多数是林业生产的重要用材树种，在国民经济中起重要作用。

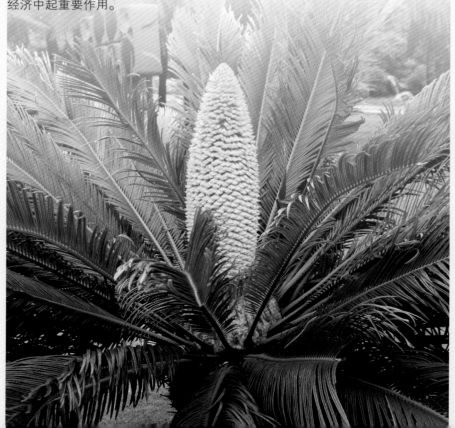

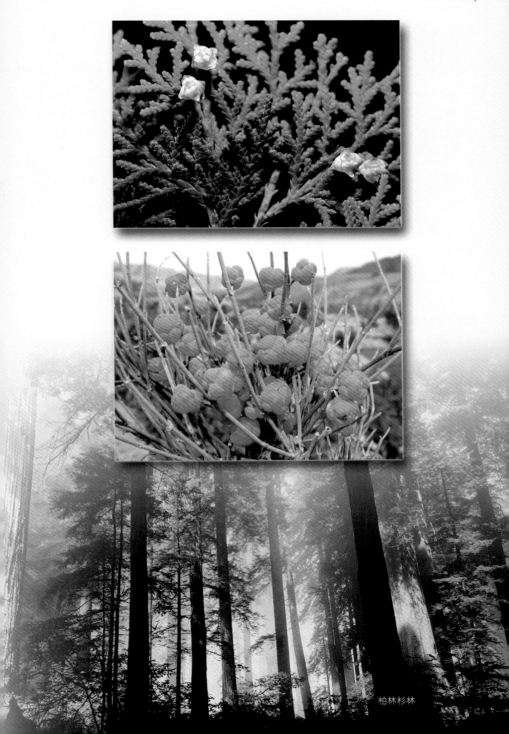

柏林杉林

苏铁科 Cycadaceae

主要特征 **习性**常绿木本。**茎**单一，粗壮，几乎不分枝。**叶**大，多为羽状复叶，革质，集生于树干上部，呈棕榈状。**花**雌雄异株。雄球花为一木质化的长形球花，由无数雄蕊组成。雌花由许多大孢子叶组成，丛生茎顶。大孢子叶边缘生2～8个胚珠。**种子**核果状，有三层种皮。

种类分布 9属，110余种；中国有1属，8种；药用4种。分布于热带及亚热带地区。

应用 除药用外，因植株体形及花形独特，又是古老珍稀植物，故为园林珍稀观赏树种。

速记歌诀 苏铁茎干短且阔，叶大羽状小叶多。
孢叶扁平生褐毛，千年铁树可结果。

重要药用植物

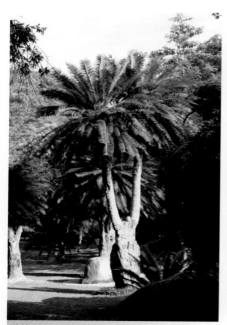

苏铁 *Cycas revoluta* Thunb.
（种子能益肾固精、理气；叶能活血、止痛）

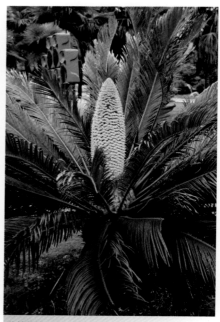

苏铁雄株

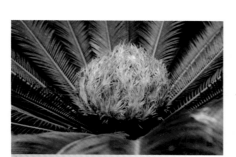

苏铁雌株

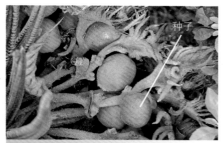

种子

苏铁大孢子叶

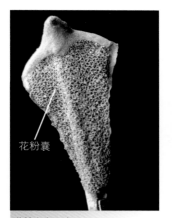

花粉囊

苏铁小孢子叶

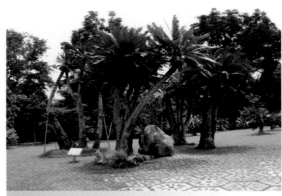

苏铁王
（西双版纳）

因苏铁可得铁而复苏，故名苏铁。有经验的人认为，苏铁的野生分布与地层含铁量有关。近年有人在栽培苏铁的土中加入铁屑，以使其生长更旺。

有人把"铁树开花"视为稀奇事，并以"千年铁树开了花"来比喻难能可贵之事。其实，苏铁本是热带及亚热带植物，在中国南方，特别是华南地区，铁树几乎年年开花，不是奇迹。但在中国北方，气候寒冷，铁树特别是其雄株开花，确属罕见。

趣闻

银杏科 Ginkgoaceae

主要特征 **习性**落叶大乔木。**茎**树干端直，具长枝及短枝。**叶**单叶，扇形，有长柄，顶端二浅裂或三深裂；叶脉二叉状分枝；长枝上的叶呈螺旋状排列，短枝上的叶簇生。**花**球花单性异株，分别生短枝上；雄球花呈菜荑花序状，具长梗，顶端二叉状，大孢叶特化成珠座，上生一对裸露的直立胚珠。**种子**核果状，椭圆形或近球形，外种皮肉质，成熟时为橙黄色；中种皮木质，白色；内种皮膜质，淡红色。

种类分布 1属1种和多个变种。中国特产，现普遍栽培，主产于四川、河南、湖北、山东、辽宁等省。

应用 除药用外，因是中国特产的古老珍稀植物，故为园林珍稀观赏树种。

速记歌诀 银杏乔木叶如扇，二叉分枝叶脉明。
雌雄异株无花被，黄色果为种子成。

重要药用植物

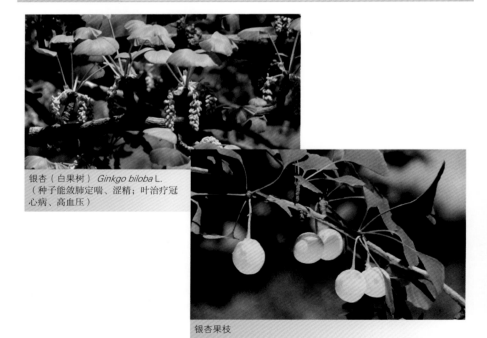

银杏（白果树）*Ginkgo biloba* L.
（种子能敛肺定喘、涩精；叶治疗冠
心病、高血压）

银杏果枝

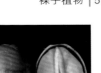

银杏种子解剖图
（中种皮白色，内种皮上部红棕色，下
部灰褐色，胚白色，胚乳黄白色）

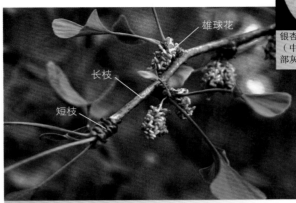

雄球花

长枝

短枝

银杏雄花枝

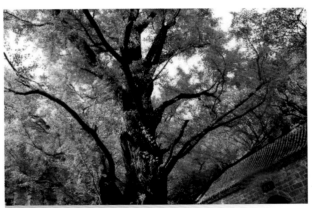

千年古银杏

　　银杏树确为树木中的老寿星，能生长数千年。在山东省莒县浮来山定林寺，有一株老银杏树，是商代所植，距今已有3000多年。据《重修莒志》记载，早在公元715年，鲁国国君鲁公与莒国国君莒子，曾在这株树下会盟。现在此树仍然苍劲葱郁，巨影婆娑，高大的树冠可遮蔽方圆一亩地。而今能年年春季开花，金秋结果，令人赞叹不已。北京潭柘寺三圣殿西侧有一株辽代的白果树，清朝乾隆皇帝曾封它为"帝王树"，树龄已有1000多年，树高30多米，周长9米。庐山黄龙寺前，号称"黄龙三树"之一的古银杏树，是晋代栽种的，距今也已有1000多年了。

趣
闻

松 科 Pinaceae

主要特征 习性常绿或落叶乔木，稀灌木。茎富含树脂。叶针形或条形，在长枝上螺旋状散生，在短枝上簇生，基部有叶鞘包被。花单性，雌雄同株；雄球花穗状，雄蕊多数，花粉粒有气囊；雌球花由多数螺旋状排列的珠鳞与苞鳞(苞片)组成，珠鳞与苞鳞分离，在珠鳞上面基部有两枚胚珠。种子球果直立或下垂，成熟时种鳞成木质或革质，每个种鳞上有种子2粒。种子多具单翅，稀无翅。

种类分布 10属，230种；中国10属，113种；药用8属，48种。广泛分布于世界各地，多产于北半球。

应用 除药用外，因本科植物多含树脂及挥发油，故是制备树脂及芳香油的重要原料。本科绝大多数种类是造林和用材的主要树种。

速记歌诀 松科乔木四季青，叶细针状是特征。
雄蕊花粉具气囊，木质球果似塔形。

重要药用植物

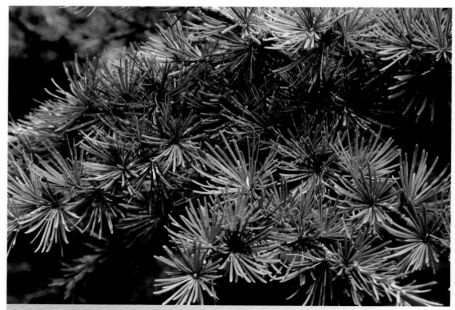

金钱松 *Pseudolarix amabilis* (Nelson) Rehd.
（根皮药用，称土荆皮，治顽癣）

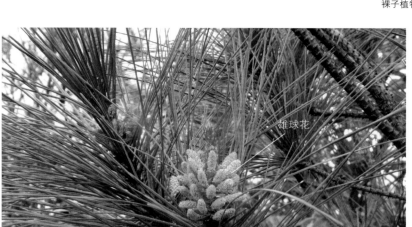

马尾松 *Pinus massoniana* Lamb.
（松花粉能燥湿、止血；松节能祛风除湿、活血止痛）

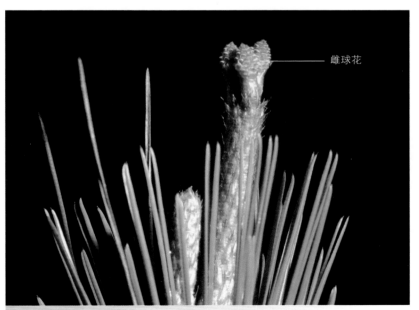

马尾松的雌球花枝

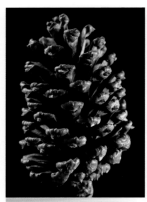
马尾松的球果

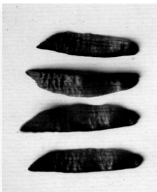
马尾松具翅的种子

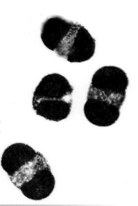
马尾松具气囊的花粉

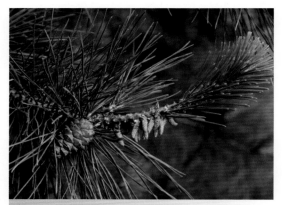
油松 *Pinus tabulaeformis* Carr.
（松花粉、松节、叶药用，功能同马尾松）

其他药用植物

中文名	拉丁名	药名	入药部位	功能
红松	*Pinus koraiensis* Sieb. et Zucc.	松子	种子	通便
云南松	*Pinus yunnanensis* Franch.	松子	种子	通便
华山松	*Pinus armandii* Franch.	华山松子	种子	润肠通便

　　古人以"松柏"来概括松科、柏科的多种植物。关于松柏的名称来历，李时珍《本草纲目》中认为"松柏"乃"公伯"之义，言其树木高贵，于众木中，处公侯伯爵之位，犹若人间公侯伯子男之封爵也。亦有人认为松者，鬆也，松叶之形，犹如鬆毛之状；柏者，迫也，柏叶之形，如因压迫而扁短。

趣闻

柏 科 Cupressaceae

主要特征 习性常绿乔木或灌木。茎富含树脂。叶交互对生或3~4片轮生，鳞片状或针形或同一树上兼有两型叶。花球花单生，雌雄同株或异株；雄球花椭圆状卵形，有3~8对交互对生的雄蕊；雌球花球形，有3~16枚交互对生或3~4枚轮生的珠鳞。每枚珠鳞有1或数枚胚珠。种子熟时种鳞木质或革质，开展或有时为浆果状，每个种鳞内面基部有种子1或多粒。种子有窄翅或无翅。

种类分布 22属，约150种；中国8属，30种；药用6属，20种。分布于南北两半球。

应用 除药用外，因木材坚韧、细腻，故多为优良木材树种，又因柏树古老苍劲，故亦为庭园观赏树木。

速记歌诀 柏科植物均木本，鳞叶常绿四时春。
种仁安神叶止血，古柏苍劲守庙神。

重要药用植物

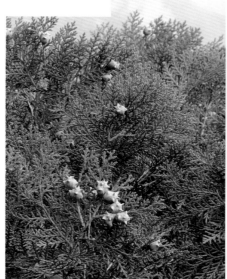

侧柏 *Platycladus orientalis* (L.) Franco
（叶能收敛止血；种仁能安神、润肠）

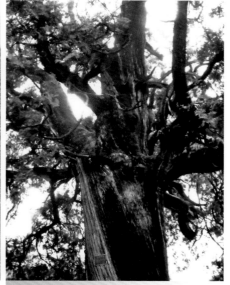

黄帝陵古柏

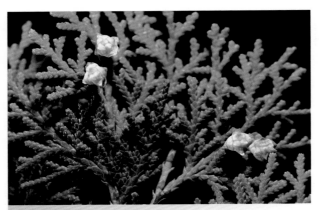

侧柏的雌球花枝

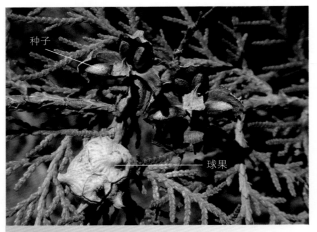

种子

球果

侧柏果枝

其他药用植物

中文名	拉丁名	药名	入药部位	功能
柏木	*Cupressus funebris* Endl. Syn. Conif.	柏木根	根	祛风除湿
圆柏	*Sabina chinensis* (L.) Antoine	圆柏叶	叶	祛风散寒，止血

　　侧柏又称扁柏，小枝叶扁平，排列在植株的垂直侧面而与众不同。侧柏木质细腻而坚韧，不易腐烂，是建筑和家具的良好材料。侧柏极长寿，中国不少古庙、古迹建筑旁保留着上千年的古柏，这些古柏多为侧柏。陕西黄帝陵轩辕庙前，有一株具数千年历史的"黄帝手植柏"，这就是侧柏。

趣闻

红豆杉科（紫杉科） **Taxaceae**

主要特征　**习性**常绿乔木或灌木。**叶**披针形或条形，螺旋状排列或交互对生，上面中脉明显，下面沿中脉两侧各具1条气孔带。**花**球花单性异株，稀同株；雄球花单生叶腋或苞腋，或组成穗状、花序状集生于枝顶，花粉粒无气囊；雌球花单生或成对，胚珠1枚，生于苞腋，基部具盘状或漏斗状珠托。**种子**浆果状或核果状，包于红色杯状肉质假种皮中。

种类分布　5属，23种；中国4属，12种和多个变种；药用3属，10种。主要分布于北半球。

应用　除直接以其种子药用外，多栽培作为提取抗癌药物紫杉醇的原料。

速记歌诀　红豆杉科叶条形，红杯半包种外层。
中脉两侧气孔带，抗癌好药紫杉名。

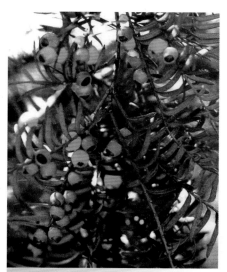

红豆杉 *Taxus chinensis* (Pilg.) Rehd.
（种子药用，能消食）

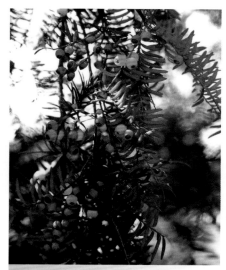

云南红豆杉 *Taxus yunnanensis* Cheng et L. K. Fu
（叶药用，能利尿、通经）

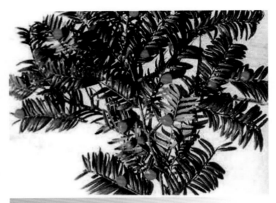

南方红豆杉 *Taxus chinensis* var. *mairei* Cheng et L. K. Fu
（叶药用，能利尿、通经）

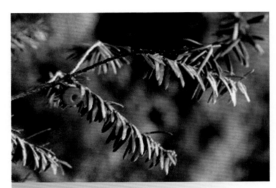

东北红豆杉 *Taxus cuspidata* Sieb. et Zucc.
（叶药用，能利尿、通经）

其他药用植物

中文名	拉丁名	药名	入药部位	功能
榧树	*Torreya grandis* Fort. et Lindl.	榧子	种子	杀虫消食，润肠

　　1971年美国化学家从北美红豆杉又名紫杉（Taxus brevifilia）树皮中分离出高抗癌活性的紫杉醇（taxol），1992年美国FDA批准紫杉醇用于临床。当时估计，世界每年紫杉醇的需求量约4000kg，而当时的产量仅约250kg，每千克价值在15万美元以上。就在这种强烈的市场需求和利益关系的驱使下，人们大举砍树剥皮，本属受保护的中国多种红豆杉科植物资源，尤其是云南红豆杉遭到严重破坏，这种以牺牲自然资源为代价的掠夺式开发行为，应引以为戒。

趣闻

三尖杉科（粗榧科） Cephalotaxaceae

主要特征 **习性** 常绿乔木或灌木。**茎** 髓中心部具树脂道，小枝对生，基部有宿存的芽鳞。**叶** 条形，交互对生或近对生，基部扭转排成两列，下面有两条宽气孔带。**花** 球花单性异株。雄球花单生叶腋，聚成头状，花粉粒无气囊；雌球花有长柄，生于小枝基部苞片的腋部，花轴上有数对交互对生的苞片，每苞片腋生胚珠2枚，仅1枚发育。**种子** 核果状，全部包于由珠托发育成的肉质假种皮中，基部具宿存的苞片。外种皮坚硬，内种皮薄膜质。

种类分布 1属9种；中国产7种3变种；药用5种及3变种。分布于亚洲东部与南部。

应用 除药用外，因枝叶所含粗榧碱和三尖杉总碱，故有抗癌作用，可用于提取抗癌生物碱的原料。

速记歌诀 三尖杉科资源稀，红色肉质假种皮。
条叶扭转成二列，抗癌功效亦称奇。

重要药用植物

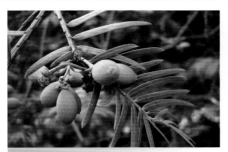

三尖杉 *Cephalotaxus fortunei* Hook. f.
（种子药用，能驱虫、润肺、止咳、消食）

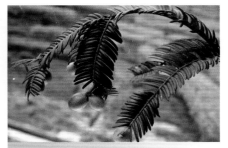

篦子三尖杉 *Cephalotaxus oliveri* Mast.
（枝叶用于提取抗癌生物碱）

其他药用植物

中文名	拉丁名	药名	入药部位	功能
海南粗榧	*Cephalotaxus hainanensis* Li	海南粗榧	枝叶	提取抗癌生物碱
中国粗榧	*Cephalotaxus sinensis* (Rehd. et Wils.) Li	粗榧	枝叶	提取抗癌生物碱

三尖杉科植物所含三尖杉生物碱有抗癌作用，但由于毒副作用大，临床使用较少。植物资源破坏亦较小。

麻黄科 Ephedraceae

主要特征 **习性**小灌木或亚灌木。**茎**小枝对生或轮生，节明显，节间具纵沟，木质部具导管。**叶**常退化成膜质鞘，对生或轮生。**花**孢子叶球（花）单性异株，少数同株。雄球花由数对苞片组成，雄花外包有膜质假花被，2～4裂；雌球花由多数苞片组成，仅顶端1～3片苞片生有雌花，雌花具有顶端开口的囊状假花被，包于胚珠外，胚珠1枚，自假花被开口处伸出。**种子**浆果状，成熟时，假花被发育成革质假种皮；外层苞片增厚成肉质状，红色，富含黏液和糖质，俗称"麻黄果"。

种类分布 1属，约40种；中国12种，4变种；药用15种。主要分布于亚洲、美洲、欧洲东南部及非洲北部等干旱、荒漠地区。

应用 除药用外，因植株含有麻黄碱等多种生物碱，故可作为提取麻黄碱的原料。

速记歌诀 麻黄**茎似木贼形，节间明显具纵棱。**
雌雄异株假种皮，叶片膜质对轮生。

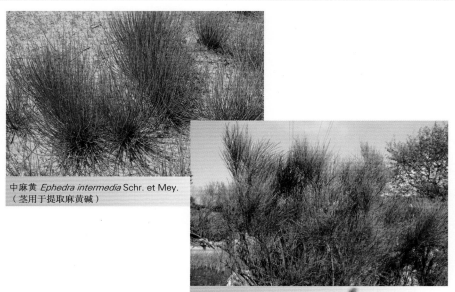

中麻黄 *Ephedra intermedia* Schr. et Mey.
（茎用于提取麻黄碱）

木贼麻黄 *Ephedra equisetina* Bunge
（茎用于提取麻黄碱）

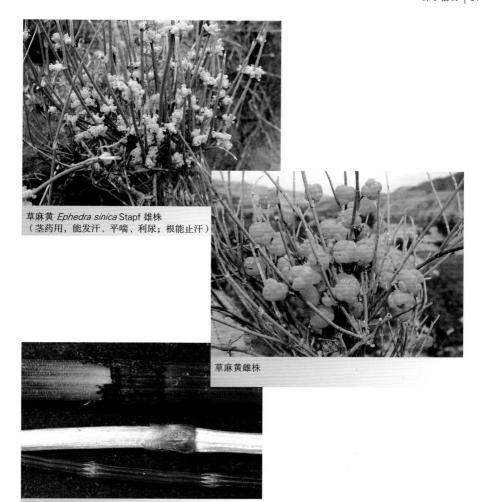

草麻黄 *Ephedra sinica* Stapf 雄株
（茎药用，能发汗、平喘、利尿；根能止汗）

草麻黄雌株

木贼麻黄与木麻黄的趋同进化

其他药用植物

中文名	拉丁名	药名	入药部位	功能
丽江麻黄	*Ephedra likiangensis* Florin.	丽江麻黄	茎	发汗，平喘，利尿
膜果麻黄	*Ephedra przewalskii* Stapf	膜果麻黄	茎	发汗，平喘，利尿

　　裸子植物门的麻黄，其茎绿色，圆柱形，有明显的环节纹，这和蕨类植物门的木贼、被子植物门的木麻黄相似。这种亲缘关系远而性状相近的现象，在植物系统学上称为"趋同进化"。

趣闻

买麻藤科 **Gnetaceae**

主要特征 **习性**常绿木质藤本。**茎**节部膨大，木质部有导管。**叶**单叶对生，革质，羽状网脉。**花**球花单性异株，轮生于有节的花轴上成穗状花序；雄花具杯状假花被，雄蕊2枚，花丝合生；雌花假花被囊状，紧包于胚珠外。**种子**核果状，包于红色假种皮中。

种类分布 1属，35种；中国约10种；药用8种。分布于热带、亚热带地区。

速记歌诀 买麻藤科藤本木，木有导管茎节粗。
单性异株花序穗，生命顽强藤缠树。

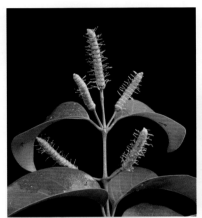

小叶买麻藤 *Gnetum parvifolium* (Warb.)
C.Y.Cheng ex Chun
（全株药用，能祛风湿、活血消肿）

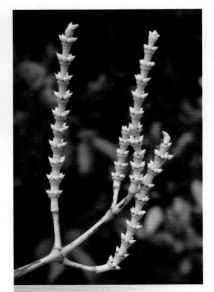

小叶买麻藤雌花枝

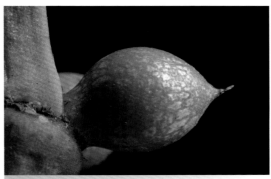

小叶买麻藤种子

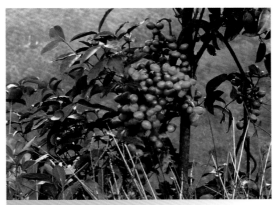

小叶买麻藤成熟种子外包红色假种皮

其他药用植物

中文名	拉丁名	药名	入药部位	功能
买麻藤	*Gnetum montanum* Markgr.	买麻藤	全株	祛风湿，活血消肿

趣闻

    买麻藤科植物是裸子植物中比较进化的类群，表现在木质部有导管，输导能力增强，使之更具有生命力；有了结构较完善的阔叶，通过光合作用制造养料的能力加强。买麻藤科植物还是裸子植物中比较特殊的类群，它是裸子植物中唯一的常绿大型木质藤本，而且生命力十分顽强，雨季，藤蔓先端能向着别的可支撑的植物或其他物体迅速伸长，然后牢牢地抓住，紧缠不放，再迅速向上攀援，甚至将别的植物缠死，去占据接受太阳光最有利的位置。

被子植物 Angiosperm

　　被子植物是有茎、叶和真根，有多细胞构成的胚，有发达的维管结构，有复杂的真正花的器官，以种子繁殖而胚珠为心皮所包被的一类最复杂的高等植物。

　　被子植物是现今地球上分布最广，种类最多，进化程度最高的类群。全球有1万多属，20多万种；中国有2700多属，约3万种；现知药用植物2000余属，约1万种。被子植物的分类系统很多，亦很复杂，本书根据改进的恩格勒系统顺序，介绍药用植物较多、在进化系统中具有典型性的科。

　　在被子植物中，常按胚中子叶的数目不同分为双子叶和单子叶两部分。

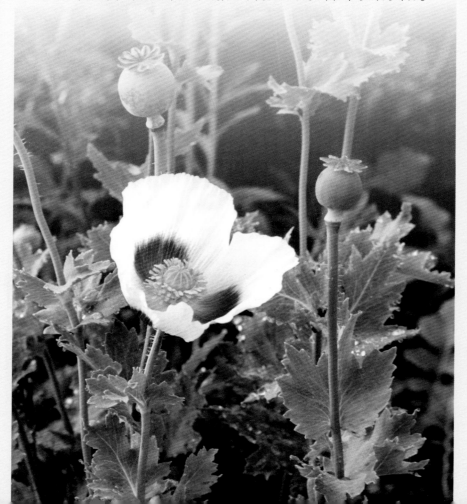

一、双子叶植物 Dicotyledoneae

本类植物除子叶2枚外，多为直根系；茎中维管束环状排列，有形成层；叶具网状脉；花各部基数为5或4，花粉粒具3个萌发孔。

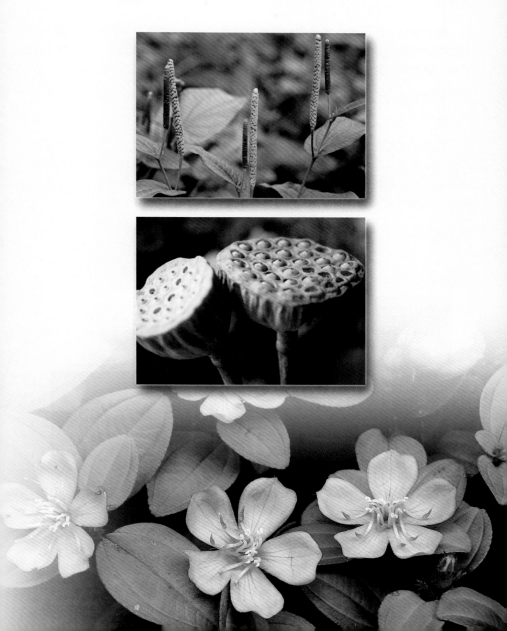

三白草科 Saururaceae

☿ ✳ P_0 A_{3-8} $G_{3-4,(3-4:1)}$

主要特征 习性多年生草本。叶单叶互生，托叶与叶柄常合生或缺。花无花被；穗状或总状花序，花序基部常有总苞片；雄蕊3~8枚；心皮3~4个，离生或合生，若合生，则子房1室而成侧膜胎座。果蒴果或浆果。

种类分布 全球约4属，7种，分布于东亚和北美地区。中国3属，约5种，均供药用。

应用 除药用外，本科植物因蕺菜属植物有开胃消食的作用，故一些地方作为开胃菜肴使用。裸蒴属为中国特有属，对研究世界植物区系起源和演化，研究中国植物区系的地位有重大的科学价值。由于裸蒴属在三白草科中的归属及其与科内其他属的关系尚有争议，故裸蒴属植物具有重大研究保护价值。

速记歌诀 三白草科鱼腥草，根花叶白名称妙。
单叶互生无花被，药食两用多功效。

重要药用植物

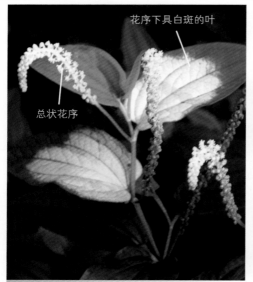

花序下具白斑的叶

总状花序

三白草 *Saururus chinensis* (Lour.) Baill.
（根状茎或全草药用，能清热解毒、利尿消肿）

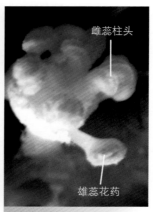

雌蕊柱头

雄蕊花药

三白草花解剖图

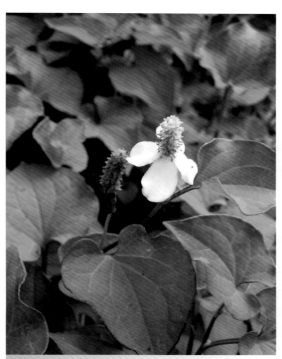

蕺菜 *Houttuynia cordata* Thunb.
（全草药用，能清热解毒、清痈排脓）

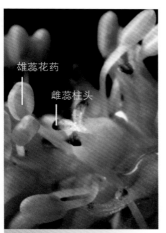

雄蕊花药
雌蕊柱头

蕺菜花

其他药用植物

中文名	拉丁名	药名	入药部位	功能
裸蒴	*Gymnotheca chinensis* Decne.	狗笠耳	全草	消食利水，活血解毒
白苞裸蒴	*Gymnotheca involucrata* Pei	白侧耳根	根	清热利湿，止带
峨眉蕺菜	*Houttuynia emeiensis* Z.Y.Zhu et S.L.Zhang	峨眉鱼腥草	全草	清热解毒，清痈排脓

　　三白草是因为这种草本植物的根茎、花序和花序下的1～3片叶三部分均呈白色而得名。民间常用其白色的根茎治疗妇女白带症。

　　传说很久以前，有一对夫妻对双目失明的母亲不孝顺。一次母亲高热、咳嗽，接连几日不见好转，病情越来越严重，甚至咳吐脓血。儿子和儿媳妇竟还以为母亲是没病装病。母亲口渴，想要喝鱼汤，但儿子不给。邻居见她的儿子和儿媳妇待她这样差，便送了条鱼给老人。岂料儿子和儿媳妇竟把鱼吃掉，只在山中采来一种带鱼腥味的草煮汤给母亲喝。谁知母亲喝了这种带鱼腥味的草，日复一日，病竟奇迹般地痊愈了。

趣闻

胡椒科 Piperaceae

$\text{☿}P_0 A_{1-10}; \quad \text{♀}P_0 G_{(2-5:1)}; \quad \text{⚥}P_0 A_{1-10} G_{(2-5:1)}$

主要特征 **习性**多藤本或肉质草本，全株具胡椒样香辣气味。**茎**节常膨大。**叶**单叶，两侧常不对称。**花**小，穗状花序，两性或单性异株；苞片盾状或杯状；无花被；雄蕊1~10枚；心皮2~5个，合生，子房上位。**果**浆果。**种子**外胚乳丰富。

种类分布 约8属，3000种；中国4属，约70种；药用2属，约25种。分布于热带和亚热带地区。

应用 除药用外，本科植物如胡椒、荜茇等，因全株尤其是果实具特殊的香辣气味，故是常用的调味品。

速记歌诀 胡椒植物多为藤，辛辣芳香为特征。
花小密集呈穗状，黑白兄弟同根生。

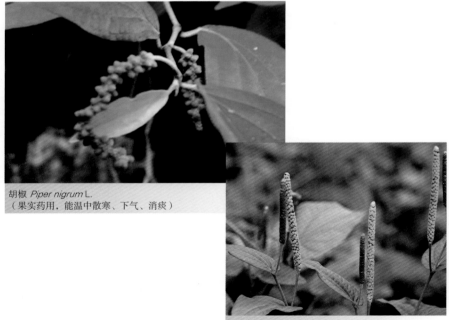

胡椒 *Piper nigrum* L.
（果实药用，能温中散寒、下气、消痰）

荜茇 *Piper longum* L.
（果穗药用，能温中散寒、下气、止痛）

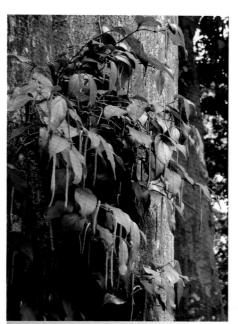

石南藤 *Piper wallichii* (Miq.) Hand.–Mazz.
（全株药用，能祛风湿、强腰膝、止痛）

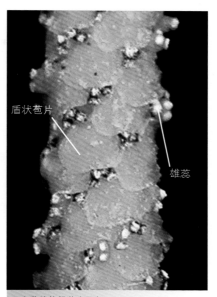

盾状苞片

雄蕊

石南藤穗状雄花序局部

其他药用植物

中文名	拉丁名	药名	入药部位	功能
风藤	*Piper kadsura* (Choisy) Ohwi	海风藤	全株	祛风湿，通经络，止痹痛
毛蒟	*Piper puberulum* (Benth.) Maxim.	石南藤	全株	祛风湿，强腰膝，止痛，止咳
山蒟	*Piper hancei* Maxim.	石南藤	全株	祛风湿，强腰膝，止痛

　　胡椒科的拉丁名Piperaceae是由胡椒属的拉丁名Piper经词尾转化而来。胡椒科中药荜茇就是Piper的译音。荜茇、胡椒等胡椒科植物的全株都具有类似胡椒的芳香辛辣气味，这也是鉴别本科植物的重要特征。荜茇、胡椒也是中国早期从国外进口的香药之一，除药用之外，亦作为食用香料及配制香精使用。

趣
闻

金粟兰科 Chloranthaceae

☿ $P_0A_{(1-3)}\overline{G}_{(1:1:1)}$

主要特征 **习性** 草本或灌木。**茎** 节部常膨大。**叶** 单叶对生，叶柄基部通常合生；托叶小。**花** 小，两性或单性，无花被，常为顶生穗状花序，基部有一苞片。雄蕊1~3枚，合生成一体，常贴生于子房一侧，花丝极短，药隔发达；雌蕊单心皮，子房下位。**果** 核果。

种类分布 约5属，70种；中国3属，约21种；药用2属，约15种。分布于热带和亚热带地区。

应用 除药用外，本科植物为常绿植物，花虽不艳丽，但幽雅清香，具有一定观赏价值。

速记歌诀 草本灌木金粟兰，单叶对生香气先。
茎节膨大草珊瑚，核果成熟红而圆。

重要药用植物

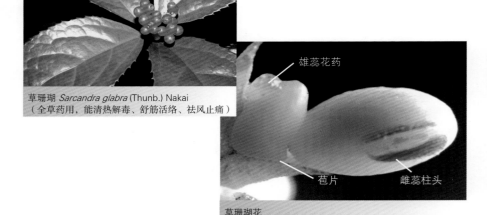

草珊瑚 *Sarcandra glabra* (Thunb.) Nakai
（全草药用，能清热解毒、舒筋活络、祛风止痛）

雄蕊花药

苞片   雌蕊柱头

草珊瑚花

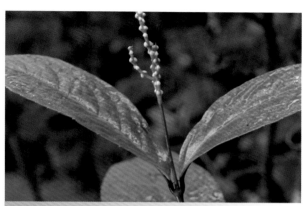

金粟兰 *Chloranthus spicatus* (Thunb.) Makino
（全草药用，能舒筋活络、祛风止痛）

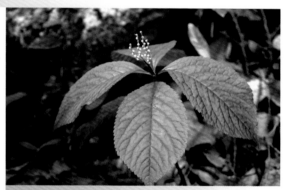

及己 *Chloranthus serratus* (Thunb.) Roem. et Schult.
（根药用，能祛风除湿、活血止痛）

其他药用植物

中文名	拉丁名	药名	入药部位	功能
宽叶金粟兰	*Chloranthus henryi* Hemsl.	四大天王	根	祛风除湿，活血止痛
银线草	*Chloranthus japonicus* Sieb.	银线草	全草	散寒祛风，行瘀解毒

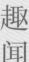

"接骨金粟兰"是由于此种金粟兰科植物具有接骨的功效而得名。又因此种草本植物的果实成熟时呈红珠状，宛若珊瑚，故又名"草珊瑚"。现代研究证实，它有广谱的抗菌作用，特别是对口腔、咽喉部的炎症有良好的治疗效果。多年来在盛产草珊瑚的江西省，形成一股"草珊瑚热"，有多个以草珊瑚为名的制药、日用化工等公司出现，有草珊瑚含片、草珊瑚牙膏、草珊瑚口腔喷雾剂、草珊瑚保健茶、草珊瑚消毒纸品等多种产品应市。江西省南昌市还在筹建以草珊瑚为主的中药材种植基地，草珊瑚已成为南昌市的代表植物。

趣闻

桑科 Moraceae

$\male P_{4-6} A_{4-6}; \female P_{4-6} \underline{G}_{(2:1:1)}$

主要特征 **习性**多为木本。**茎**常有乳汁。**叶**常互生，托叶早落。**花**单性，异株或同株，常集成荑荑，穗状，头状或隐头花序；单被花；雄蕊与花被片同数且对生；雌蕊由两个合生心皮组成，子房上位。**果**多为聚花果。

种类分布 约60属，3000种；中国12属，约163种；药用12属，约55种。分布于热带和亚热带地区。

应用 除药用外，本科植物因韧皮纤维发达，是造纸和纺织工业的原料；桑椹、无花果可作为果品；是制作冰粉的材料；忽布又名啤酒花，是酿造啤酒的重要原料。

速记歌诀 桑科**木本有乳汁，无花果为隐头实。**
桑椹实为聚花果，忽布酿酒麻纺织。

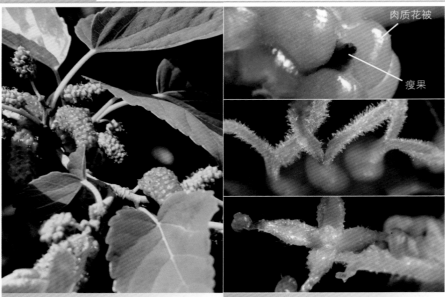

肉质花被

瘦果

桑 *Morus alba* L.
（果穗补血滋阴；叶疏风散热；嫩枝祛风湿；根皮泻肺平喘）

桑果局部外露部分、桑的雌花、桑的雄花

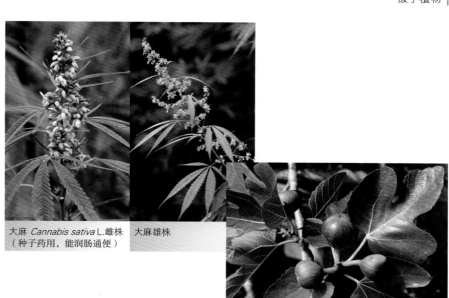

大麻 *Cannabis sativa* L.雌株
（种子药用，能润肠通便）　大麻雄株

无花果 *Ficus carica* L.
（隐花果药用，能润肺止咳、清热润肠）

其他药用植物

中文名	拉丁名	药名	入药部位	功能
薜荔	*Ficus pumila* L.	广东王不留行	隐花果	果壮阳固阴，活血下乳
		络石藤	茎	茎祛风通络，凉血消肿
构树	*Broussonetia papyrifera* (L.) Vent.	楮实子	果	补肾清肝，明目利尿
忽布	*Humulus lupulus* L.	啤酒花	果穗	健脾消食，止咳化痰
葎草	*Humulus scandens* (Lour.) Merr.	锯锯藤	全草	清热解毒，利尿消肿

　　大麻又名火麻，雌株的花序及幼果含四氢大麻酚等多种酚类成分，是麻醉毒品之一。中药火麻仁药用果实，无四氢大麻酚等成分，为润肠通便药。大麻花古名麻蕡，有考证认为三国时代的华陀，手术开刀前用的麻醉药（麻沸散）就是麻蕡。亦有人认为麻沸散是由麻蕡、曼陀罗、草乌等组成的复方。

　　无花果并没有不开花便结果的本领，只不过是许许多多的小花开在球形花序托的内侧，而它的顶端有一个小小的开口，那是特地为授粉的昆虫准备的。这里的昆虫通常是一种极细小的蜂类，它们寄居在隐头花序内，一方面取食花中的营养并产卵孵幼，同时也替无花果众多的小花传粉做媒，帮助其繁殖下一代。这是一个极有趣的动物和植物共生的现象。

趣
闻

马兜铃科 **Aristolochiaceae**

$$\text{☯} \quad * \quad \uparrow \quad P_{(3)}A_{6-12} \; \overline{G}_{(4-6:4-6)}; \; \overline{\underline{G}}_{(4-6:4-6)}$$

主要特征　**习性**草本或藤本。**叶**基部常心形。**花**两性，辐射对称或两侧对称，单生、簇生或排成总状花序；花被花瓣状，下部常合生成各式花被管，顶端3裂或向一侧扩大；雄蕊6～12枚，花丝短，分离或与花柱合生成合蕊柱；雌蕊4～6枚，心皮合生，子房下位或半下位。**果**蒴果或浆果状。

种类分布　约8属，600种；中国4属，约70种；药用3属，约70种。分布于热带和亚热带地区，以南美洲较多。

应用　除药用外，本科植物因花形特异，故有一定观赏价值。

速记歌诀　马兜铃科果如铃，单叶互生基心形。
花被联合如袋状，种子具翅多扁平。

重要药用植物

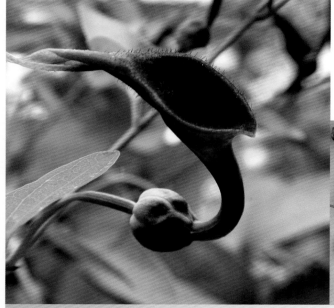
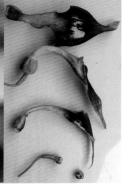

马兜铃 *Aristolochia debilis* Sieb. et Zucc.　　　　　　　马兜铃花解剖图
（根平肝止痛、行气消肿；茎行气活血、利水消肿；果清肺降气、止咳平喘）

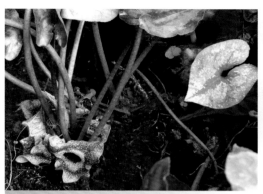

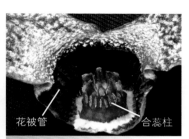

花被管　　　　　　合蕊柱

紫背细辛花解剖图

紫背细辛 *Asarum porphyronotum* C. Y. Cheng et C. S. Yang
（全草药用，能散寒解表、止痛）

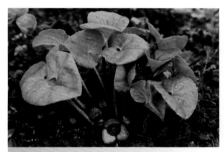

汉城细辛 *Asarum sieboldii* Miq. var. *seoulense* Nakai
（根药用，能散寒解表、通窍止痛）

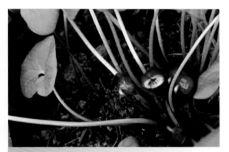

辽细辛 *Asarum heterotropoides* Fr.Schmidt var. *mandshuricum.* (Maxmi.) Kitag
（功效同汉城细辛）

其他药用植物

中文名	拉丁名	药名	入药部位	功能
华细辛	*Asarum sieboldii* Miq.	细辛	根	散寒解表，通窍止痛
单叶细辛	*Asarum himalaicum* Hook. f. et Thoms.	土细辛	全草	散寒解表，通窍止痛
杜衡	*Asarum forbesii* Maxim f. et Thoms.	土细辛	全草	散寒解表
北马兜铃	*Aristolochia contorta* Bge.	青木香/ 马兜铃	根/果实	功能同马兜铃

　　马兜铃名称的来历是因为马兜铃科植物马兜铃的果实是圆球形，倒悬如马脖子上悬挂的铃铛。马兜铃科植物含有的马兜铃酸（aristolochic acid）具有很强烈的肾毒性，使用不当或剂量过大，可致肾衰竭。因此，马兜铃科的药物应慎用。

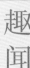

趣闻

蓼科 Polygonaceae

$$\text{⚥} \ast P_{3-6,(3-6)} A_{3-9} \underline{G}_{(2-4:1:1)}$$

主要特征 **习性**草本。**茎**节常膨大。**叶**单叶互生，托叶膜质成托叶鞘。**花**多两性，辐射对称，排成穗状、圆锥状或头状花序；花被片3~6，常花瓣状，分离或基部合生，宿存；雄蕊3~9枚；子房上位，由3个心皮合生组成1室，1枚胚珠。**果**瘦果，包于宿存花被内。**种子**有胚乳。

种类分布 约30属，800种；中国14属，约200种；药用8属，约123种。分布于北温带地区。

应用 除药用外，本科植物红蓼因花穗粉红下垂，体态优美，故作为观赏植物种植。

速记歌诀 蓼科膜质托叶鞘，花被宿存色显耀。
草本瘦果节膨出，首乌大黄作代表。

重要药用植物

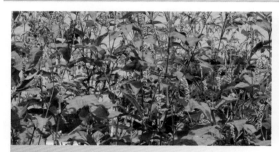

红蓼 *Polygonum orientale* L.
（果药用，能散血消癥、消积止痛）

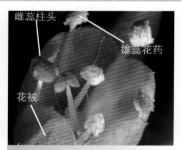

红蓼花

雌蕊柱头　雄蕊花药　花被

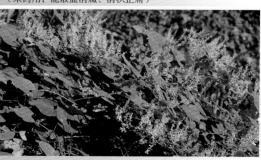

何首乌 *Polygonum multiflorum* Thunb.
（块根能解毒消痈、润肠通便；茎藤能养血安神）

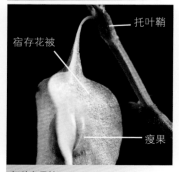

何首乌果枝

托叶鞘　宿存花被　瘦果

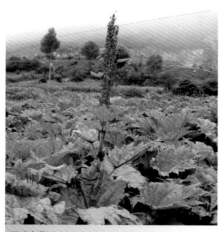

掌叶大黄 *Rheum palmatum* L.
（根和根茎药用，能泄热通肠、凉血解毒、逐瘀通经）

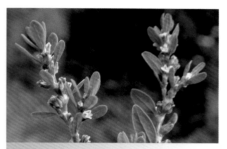

萹蓄 *Polygonum aviculare* L.
（全草药用，能利尿通淋、杀虫、止痒）

其他药用植物

中文名	拉丁名	药名	入药部位	功能
唐古特大黄	*Rheum tanguticum* Maxim. ex Regel	大黄	根和根茎	功能同掌叶大黄
药用大黄	*Rheum officinale* Baill.			
虎杖	*Reynoutria japonica* Houtt.	虎杖	根状茎和根	祛风利湿，散瘀定痛，止咳化痰
拳参	*Polygonum bistorta* L.	拳参	根状茎	清热解毒，消肿，止血
蓼蓝	*Polygonum tinctorium* Ait.	大青叶	叶	清热解毒，凉血消斑
水蓼	*Polygonum hydropiper* L.	蓼子草	全草	清热解毒，利尿，止利
羊蹄	*Rumex japonicus* Houtt.	土大黄	根	清热解毒，凉血止血，通便
巴天酸模	*Rumex patientia* L.	土大黄	根	泄热通肠，凉血解毒，逐瘀通经

　　传说有一位姓何的老人进山修行，在山里经常挖一种植物的块根吃，使进山前的满头白发变黑了，因而称这种植物为何首乌。还有人说是唐代农民何顺儿三代吃这种药而使头上的白发变黑，故把这种植物取名为何首乌。

　　另外有人说何首乌的块根有像人形的，吃了可以成仙。块根略似人形的何首乌也确实有，作者就亲自挖到过，也确实罕见，但即使吃了这样的块根也成不了仙。市上偶见有酷似人形，甚至有男女"鸳鸯一对"，男有阳具、女有乳房者，都是人工造形而成。以何首乌为主药配伍的"七宝美髯丹"沿用至今，现代的许多抗衰老制品和美发护发产品都配有何首乌。现代研究证实，何首乌块根主含卵磷脂（lecithin），卵磷脂是构成神经组织，特别是脑脊髓和细胞膜的主要成分，能促进细胞的新生及发育，改善毛发的营养。临床证实有健脑抗衰、防止和治疗须发早白的疗效。

趣闻

苋科 **Amaranthaceae**

$\male\female$ $*$ P_{3-5} A_{3-5} $\underline{G}_{(2-3:1)}$

主要特征 **习性**多草本。**叶**单叶对生或互生，无托叶。**花**小，聚伞花序排成穗状、头状或圆锥状；花被片3~5，每朵花下常有1枚干膜质苞片和2枚小苞片；雄蕊和花被片对生，花丝分离或基部连合成杯状。**果**多为胞果，稀为浆果或坚果。

种类分布 约65属，900种；中国13属，约39种；药用9属，约28种。分布于热带和亚热带地区。

应用 除药用外，本科植物鸡冠花及青葙因花色艳丽、花形奇特，故有观赏价值。

速记歌诀 苋科草本苞片显，花苞膜质复互连。
花形奇特供观赏，药用牛膝与鸡冠。

重要药用植物

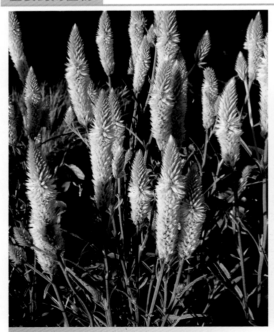

青葙 *Celosia argentea* L.
（种子药用，能清肝、明目、退翳）

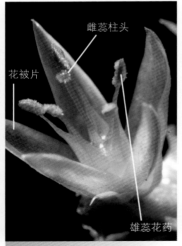

雌蕊柱头

花被片

雄蕊花药

青葙花

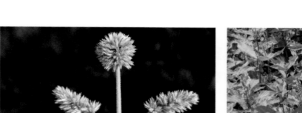

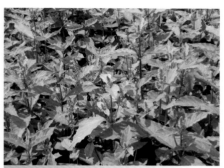

川牛膝 *Cyathula officinalis* Kuan
（根药用，能逐瘀通经、通利关节、利尿通淋）

牛膝 *Achyranthes bidentata* L.
（根药用，能补肝肾、强筋骨、逐瘀通经）

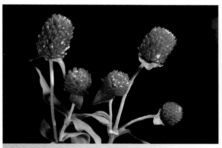

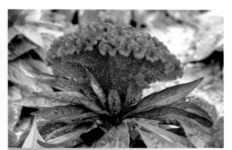

千日红 *Gomphrena globosa* L.
（花序药用，能止咳平喘、平肝明目、利尿）

鸡冠花 *Celosia cristata* L.
（花序药用，能收涩止血、止利）

其他药用植物

中文名	拉丁名	药名	入药部位	功能
柳叶牛膝	*Achyranthes longifolia* (Makino) Makino	土牛膝	根	清热解毒，利尿

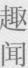

趣闻

　　鸡冠花原产于印度，唐代传入中国，其花形特别，花色艳丽，以红色为多，亦有紫色、黄色、白色及红黄杂色者，是著名的观赏植物。明代《花史》中记载有一段鸡冠花的故事：一日皇帝在花园中发现有少见的白色鸡冠花，随手摘下一朵，放在衣袋里。然后皇帝要大臣解缙以鸡冠花为题赋诗，解缙看了一下红色的鸡冠花，脱口而出道："鸡冠本是胭脂染。"皇帝拿出白色鸡冠花说："鸡冠花都是红的吗？"解缙灵机一动，接上句说："今日为何浅淡妆。"皇帝接着问："你说为什么？"解缙答曰："只因五更贪报晓，至今戴却满头霜。"皇帝连连称妙。

商陆科 Phytolaccaceae

$$\male\female \quad * \quad P_{4-5} \ A_{4-5(-\infty)} \ \underline{G}_{1-\infty,(1-\infty)}$$

主要特征 **习性**多草本。**叶**单叶互生，全缘。**花**两性，辐射对称，排成总状花序或聚伞花序；花被片4~5，宿存；雄蕊4~5(-∞)枚；雌蕊子房上位，由1或多个分离或合生的心皮组成。**果**浆果、蒴果或翅果。

种类分布 约22属，125种；中国1属，约4种；药用1属，约2种。分布于热带美洲和南非地区。

应用 除药用外，本科植物垂穗商陆因紫红浆果成串下垂，果期长，故是良好的观果植物。

速记歌诀 商陆叶互均全缘，萼片宿存似花瓣。
花序总状浆果紫，根粗有毒细分辨。

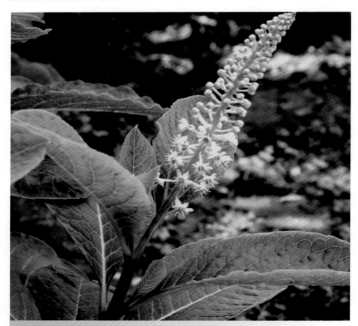

商陆 *Phytolacca acinosa* Roxb.
（根药用，能逐水消肿、散结）

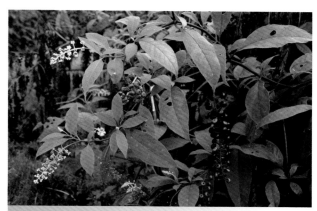

垂穗商陆 *Phytolacca americana* L.
（根药用，能逐水消肿、散结）

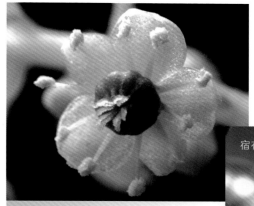

垂穗商陆花

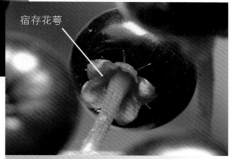

宿存花萼

垂穗商陆果

　　商陆根为逐水消肿要药，俗名见肿消。但本品有毒，需用醋炒制或久煮后用。由于商陆根形似萝卜而习生于水湿地，故有水萝卜、湿萝卜、山萝卜、野萝卜等异名，亦曾有被人误作萝卜食用而中毒的事件。又因其果实红色，圆球形，根幼时色白肉质，常有人形分支，故有将商陆果实伪充人参种，将商陆根伪充人参者，不得不辨。

趣闻

石竹科 Caryophyllaceae

☿ * $K_{4-5,(4-5)}$ $C_{4-5,0}$ A_{8-10} $\underline{G}_{(2-5:1:\infty)}$

主要特征 **习性**多草本。**茎**节常膨大。**叶**单叶对生，全缘，常于基部连合。**花**花瓣4~5，常具爪；雄蕊8~10枚；子房上位，2~5个心皮组成1室，有特立中央胎座。**果**蒴果齿裂或瓣裂。

种类分布 约75属，2000种；中国31属，约372种；药用21属，约106种。分布于全球。

应用 除药用外，本科植物因花色艳丽，常具各色彩纹，故是著名的观赏花卉。

速记歌诀 石竹全科草为众，单叶对生节部隆。
聚伞花序瓣有爪，中央胎座子无穷。

重要药用植物

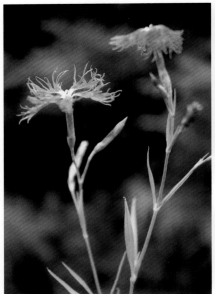

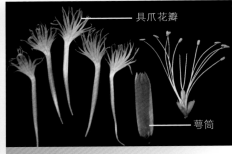

具爪花瓣

萼筒

瞿麦花解剖图

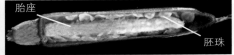

胎座

胚珠

瞿麦的特立中央胎座

瞿麦 *Dianthus superbus* L.
（全草药用，能利尿通淋、破血通经）

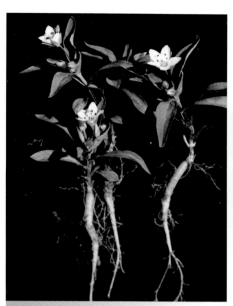

孩儿参 *Pseudostellaria heterophylla* (Miq.) Pax ex Pax et Hoffm.
（根药用，能益气健脾、生津润肺）

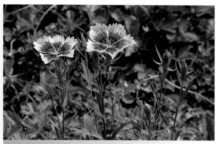

石竹 *Dianthus chinensis* L.
（全草药用，能利尿通淋、破血通经）

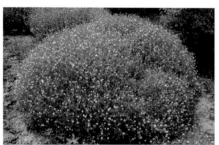

银柴胡 *Stellaria dichotoma* L. var. *lanceolata* Bge.
（根药用，能清虚热、除疳热）

其他药用植物

中文名	拉丁名	药名	入药部位	功能
王不留行	*Vaccaria segetalis* (Neck.) Garcke	王不留行	种子	活血通经，下乳消肿
繁缕	*Stellaria media* (L.) Cyr	繁缕	全草	活血，通乳

关于"王不留行"名称的来历，李时珍释曰："此物性走而不住，虽有王命而不能留其行，故名王不留行。"历代医家使用时，多取其通经、下乳两大功用。行血通经可用于妇女经闭，难产逆生，胎死腹中。下乳可配合穿山甲以通乳汁，古谚语称："穿山甲配王不留，妇人服了乳长流。"

睡莲科 **Nymphaeaceae**

$\male\female$ ✳ $K_{3-\infty} \ C_{3-\infty} \ A_\infty \ \overline{G}, \ G_{3-\infty,(3-\infty)}$

主要特征 **习性**水生草本。**茎**根状茎横走，粗大。**叶**基生，盾状，近圆形。**花**单生，大而美丽，萼片3或多数；花瓣3或多数；雄蕊多数；子房上位至下位；雌蕊由3或多数离生或合生的心皮组成。**果**坚果埋于花托中。

种类分布 约8属，100种；中国5属，约13种；药用5属，约8种。分布于全球。

应用 除药用外，本科植物因花大而美丽，故为重要的园林水生观赏植物。

速记歌诀 睡莲草本水相逢，根茎粗大孔眼通。
叶片平展浮水面，坚果内嵌莲蓬中。

重要药用植物

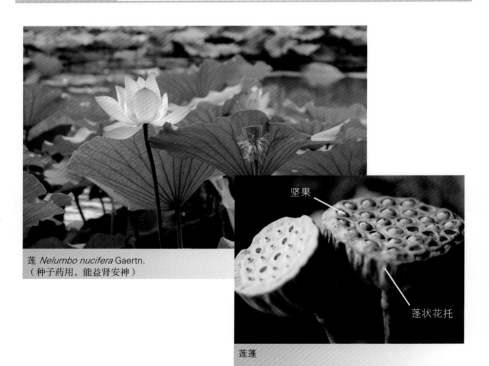

莲 *Nelumbo nucifera* Gaertn.
（种子药用，能益肾安神）

坚果

蓬状花托

莲蓬

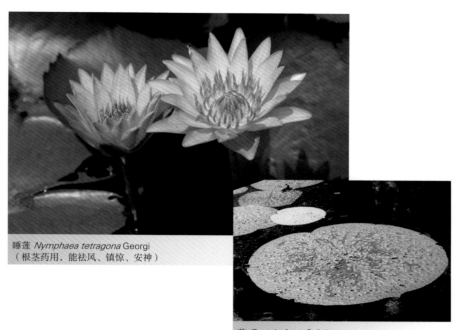

睡莲 *Nymphaea tetragona* Georgi
（根茎药用，能祛风、镇惊、安神）

芡 *Euryale ferox* Salisb.
（种子药用，能益肾固精、补脾止泻）

其他药用植物

中文名	拉丁名	药名	入药部位	功能
莼菜	*Brasenia schreberi* J. F. Gmel.	莼	茎叶	利水，消肿
萍蓬	*Nuphar pumilum* (Hoffm.) DC.	萍蓬根	根茎	健脾益肺，活血调经

　　中国南方是莲的原产地之一，浙江、河南的原始社会遗址中，多次发现几千年的古代莲子。中国科学工作者曾将地下埋藏千余年的古莲子硬壳锉破，然后浸种发芽，莲子入污泥而千年不腐，后来还开了花，一度曾传为佳话。

　　莲又名荷花，是著名的观赏花卉，花色品种很多，十分美丽。历代诗人有许多赞誉荷花的诗句，如"毕竟西湖六月中，风光不与四时同。接天莲叶无穷碧，映日荷花别样红"。这是宋代诗人杨万里对荷花的赞咏。"出污泥而不染，濯清涟而不妖，中通外直，不蔓不枝，香远溢清，亭亭静直"。这是宋代理学家周敦颐对莲的习性和品格的生动描述。

　　莲不仅有很高的观赏价值，而且遍身是药。荷叶（叶片）为清热解暑药；藕节（根茎节部）为收敛止血药；莲子（种子）为益肾固精药；莲子心（胚芽）为清心安神药；莲须（雄蕊）为固精缩尿药；莲房（花托）为止血化瘀药；荷梗（叶柄）为理气宽胸药。此外，藕（根茎）可凉血，荷花可养颜。

趣闻

毛茛科 Ranunculaceae

$$\male\female \quad * \uparrow K_{3-\infty} \; C_{3-\infty,0} \; A_{\infty} \; \underline{G}_{1-\infty:1-\infty}$$

主要特征 **习性**草本。**叶**单叶或复叶，叶互生或基生，无托叶。**花**通常两性，辐射对称或两侧对称，花单生或排成聚伞花序、总状花序；萼片3或多数，有时呈花瓣状，花瓣3或多数或缺，雄蕊和心皮多数，离生，螺旋状排列在膨大的花托上。**果**聚合蓇葖或聚合瘦果。

种类分布 约50属，2000种；中国42属，约800种；药用30属，约500种。分布于北温带地区。

应用 除药用外，本科植物毛茛属、银莲花属、白头翁属、乌头属、金莲花属等常因花色、花形艳丽奇异而具观赏价值。

速记歌诀 毛茛全科尽为草，雌蕊雄蕊数不少。
螺旋排列花托上，黄连乌头齐入药。

重要药用植物

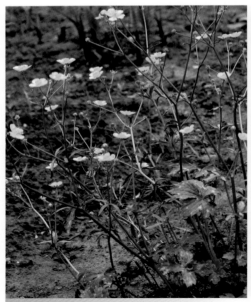

毛茛 *Ranunculus japonicus* Thunb.
（全草药用，能清热解毒、散瘀）

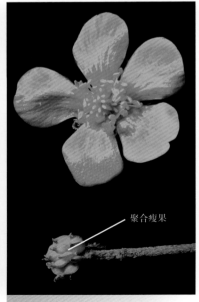

聚合瘦果

毛茛花及果

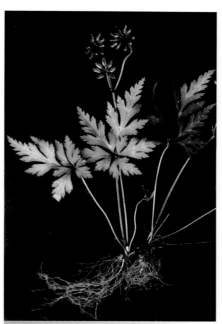

黄连 *Coptis chinensis* Franch.
（根茎药用，能清热燥湿、泻火解毒）

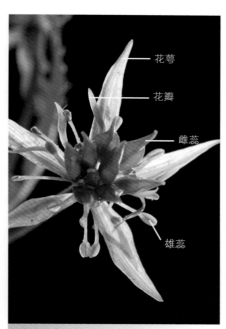

花萼

花瓣

雌蕊

雄蕊

黄连花

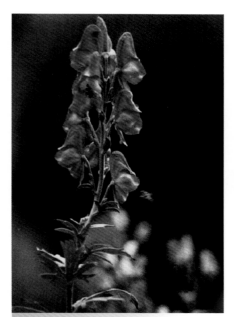

乌头 *Aconitum carmichaeli* Debx.
〔母根（川乌）能祛风除湿、温经止痛〕

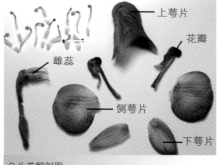

上萼片

花瓣

雌蕊

侧萼片

下萼片

乌头花解剖图

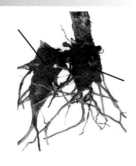

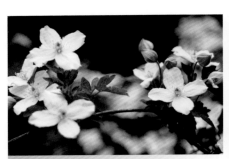

绣球藤 *Clematis montana* Buch. –Ham. ex DC
（茎药用，能利尿通淋、通经下乳）

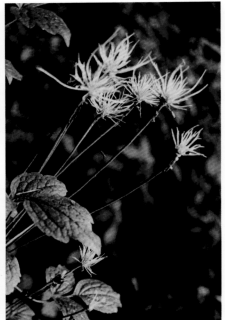

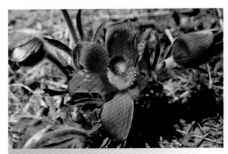

白头翁 *Pulsatilla chinensis* (Bge.) Regel
（根药用，能清热解毒、凉血止利）

绣球藤果枝

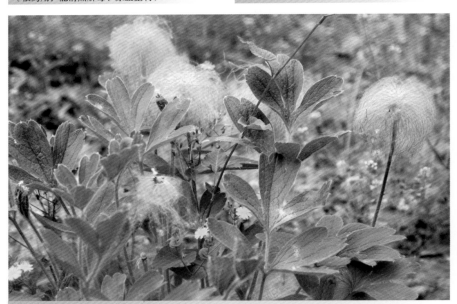

白头翁果枝

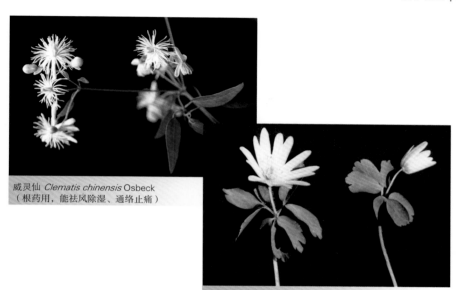

威灵仙 *Clematis chinensis* Osbeck
（根药用，能祛风除湿、通络止痛）

多被银莲花 *Anemone raddeana* Regel
（根茎药用，能祛风湿、散寒止痛、消痈肿）

其他药用植物

中文名	拉丁名	药名	入药部位	功能
小木通	*Clematis armandii* Franch.	川木通	藤茎	利尿通淋，通经下乳
三角叶黄连	*Coptis deltoidea* C.Y.Cheng et Hsiao	黄连	根状茎	清热燥湿，泻火解毒
云连	*Coptis teeta* Wall.	黄连	根状茎	清热燥湿，泻火解毒
升麻	*Cimicifuga foetida* L.	升麻	根状茎	发表透疹，升举阳气
天葵	*Semiaquilegia adoxoides* (DC.) Makino	天葵	块根	清热解毒，消肿散结
北乌头	*Aconitum kusnezoffii* Reichb.	草乌	块根	祛风除湿，温经止痛
		乌头叶	叶	清热解毒，止痛
黄花乌头	*Aconitum coreanum* (Lévl.) Rapaics	关白附	块根	祛寒湿，止痛
短柄乌头	*Aconitum brachypodum* Diels	雪上一支蒿	块根	祛风止痛，有大毒

　　乌头是因其主根呈倒圆锥形，倒看酷似乌鸦之头而得名。又因其道地产区在四川，故又名川乌头，简称川乌。川乌、草乌与附子的关系复杂，《中华人民共和国药典》规定川乌为乌头Aconitum carmichaeli的母根，附子则为其子根，草乌为北乌头Aconitum kusnezoffii的块根。然而，市售品川乌，时有非道地产区、栽培不善的小个子乌头子根，草乌在中国西南等地又常以野生乌头Aconitum carmichaeli及瓜叶乌头Aconitum hemsleyanum、黄草乌Aconitum vilmorinianum的块根供用。特别值得注意的是后两者另含有难以经一般炮制方法去除的毒性成分滇乌头碱（yunaconitine），谨防中毒！

趣
闻

芍药科 Paeoniaceae

☿ ＊ K_5 C_{5-10} A_∞ $\underline{G}_{2-5:2-5}$

主要特征 **习性**草本或灌木。**根**肥大。**叶**互生，通常为二回羽状复叶。**花**大，单生枝顶或数朵顶生或腋生；萼片通常5片，宿存；花瓣5~10（栽培者多为重瓣）；雄蕊多数，离心发育，呈花盘杯状或盘状；心皮2~5个，离生。**果**蓇葖果。

种类分布 约1属，35种；中国1属，约20种；几乎全部药用。分布于欧亚大陆、北美西部温带地区。

应用 除药用外，本科植物因花大而美丽，故常作为观赏植物。

速记歌诀 芍药草本牡丹灌，国色天香齐争艳。
花蕊多数蓇葖果，萼片宿存花盘边。

重要药用植物

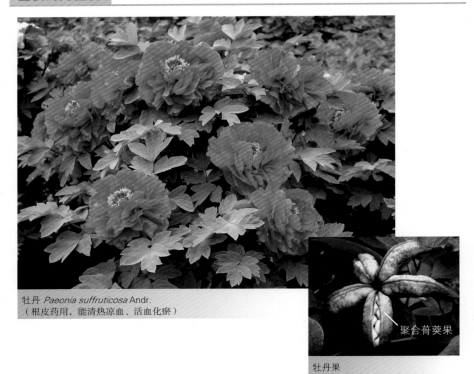

牡丹 *Paeonia suffruticosa* Andr.
（根皮药用，能清热凉血、活血化瘀）

聚合蓇葖果

牡丹果

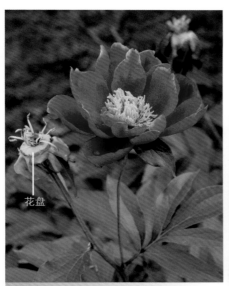

花盘

芍药 *Paeonia lactiflora* Pall
（根去皮为白芍，能平肝止痛、养血调经）

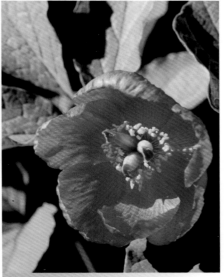

草芍药 *Paeonia obovata* Maxim.
（根为赤芍，能清热凉血、散瘀止痛）

其他药用植物

中文名	拉丁名	药名	入药部位	功能
川赤芍	*Paeonia veitchii* Lynch	赤芍	根	清热凉血，散瘀止痛
美丽芍药	*Paeonia mairei* Levl.	赤芍	根	清热凉血，散瘀止痛

　　芍药是一种常见的观赏花卉，它与牡丹齐名，俗称牡丹为"花中之王"，芍药为"花中之相"。因芍药于每年春季继牡丹之后开放，故又有"牡丹之妹"的雅称。"莫恋他乡路边草，常惦庭院芍药花"。这是一位妻子给即将出门远行的丈夫赠送芍药时嘱咐的两句话。亲人离别赠芍药，这是中国一种古老的民俗。

趣闻

小檗科 Berberidaceae

$$\text{☿} * K_{3+3,\infty} \ C_{3+3,\infty} \ A_{3-9} \ \underline{G}_{(1:1)}$$

主要特征 **习性**灌木或草本。**叶**互生。**花**单生、簇生或排成总状花序；萼片与花瓣相似，各二或多轮，每轮常3片，常具蜜腺；雄蕊3~9枚，常与花瓣对生，柱头通常为盾形。**果**浆果或蒴果。

种类分布 约14属，600种；中国11属，约280种；药用11属，约140种。分布于北温带和热带高山上。

应用 除药用外，本科小檗属、十大功劳属、八角莲属植物因其花或叶奇特，故有一定观赏价值。

速记歌诀 小檗萼瓣难区分，排列二轮或多轮。
雄蕊三九对瓣长，淫羊藿草壮阳春。

重要药用植物

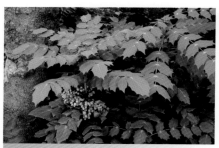

阔叶十大功劳 *Mahonia bealei* (Fort.) Carr.
（根药用，能清热解毒）

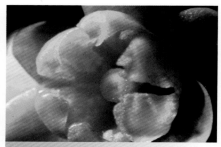

阔叶十大功劳花

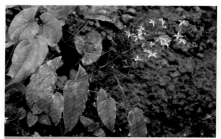

柔毛淫羊藿 *Epimedium pubescens* Maxim.
（全草药用，能补肾阳、强筋骨、祛风湿）

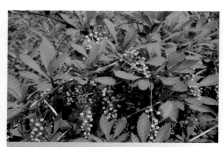

豪猪刺 *Berberis julianae* Schneid.
（根药用，能清热解毒、泻火）

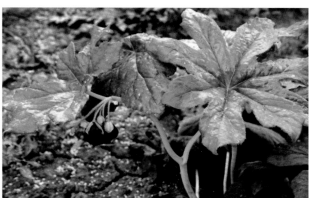

八角莲 *Dysosma versipellis* (Hance) M. Cheng
（根茎药用，能解毒消肿）

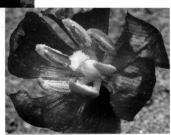

八角莲花

其他药用植物

中文名	拉丁名	药名	入药部位	功能
箭叶淫羊藿 淫羊藿	*Epimedium sagittatum* (Sieb. et Zucc.) Maxim. *Epimedium brevicornum* Maxim.	淫羊藿	全草	补肾阳，强筋骨， 祛风湿
鲜黄莲	*Jeffersonia dubia* (Maxim.) Benth. et Hook. f.	鲜黄莲	根茎、根	清热燥湿，凉血止血
桃儿七	*Sinopodophyllum hexandrum* (Royle) Ying	鬼臼	根、根茎	祛风湿，止痛
六角莲	*Dysosma pleiantha* (Hance) Woodson	八角莲	根茎	清热解毒，祛瘀消肿
南天竹	*Nandina domestica* Thunb.	天竹茎	茎	清热解毒，祛风止痛
		天竹子	果	止咳平喘

　　相传古代四川西北部的王家寨，有一对以牧羊为生的夫妇发现，羊吃了一种叶似豆叶而边缘有小刺的草之后，公羊会不断交配，而母羊的生育能力比其他地方没吃过这种草的羊要强。后来，牧羊人把这种草给一些没有生育能力的夫妇吃，也增加了生育机会。因为古时称豆叶为"藿"，故将此草称为"淫羊藿"。

趣闻

防己科 Menispermaceae

☿ * K₃₊₃ C₃₊₃ A₃₋₆,∞; ♀ K₃₊₃ C₃₊₃ G₃₋₆:₁

$$☿ * K_{3+3}\ C_{3+3} A_{3-6,\infty};\ ♀ K_{3+3}\ C_{3+3}\ \underline{G}_{3-6:1}$$

主要特征 **习性**藤本。**叶**单叶互生。**花**小，单性异株，聚伞花序或圆锥花序；萼片、花瓣各成2轮，每轮常3片；花瓣常小于萼片；通常3个心皮，分离，每室2枚胚珠，只有1枚发育。**果**核果，核多呈马蹄形或肾形，内果皮有各式雕纹。

种类分布 约65属，350种；中国20属，约60种；药用15属，约70种。分布于热带和亚热带地区。

应用 除药用外，本科植物为藤本，常作为园林垂直绿化植物。

速记歌诀 防己藤本叶互生，瓣比萼小是特征。
种子表面具雕纹，核果肾状马蹄形。

重要药用植物

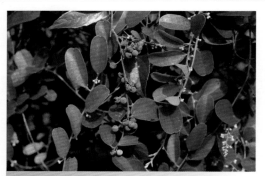

木防己 *Cocculus trilobus* (Thunb.) DC.
（根药用，能祛风止痛、利尿消肿）

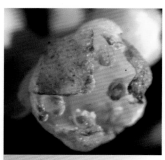

木防己花

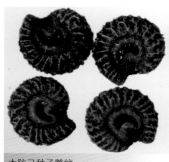

木防己种子雕纹

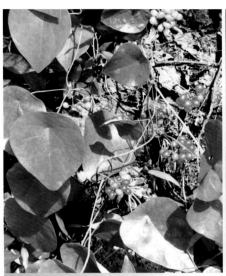

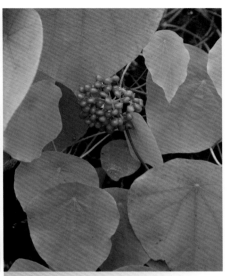

粉防己 *Stephania tetrandra* S. Moore
（根药用，能利水消肿、祛风止痛）

金线吊乌龟 *Stephania cepharantha* Hayata
（块根药用、能利水消肿）

其他药用植物

中文名	拉丁名	药名	入药部位	功能
蝙蝠葛	*Menispermum dauricum* DC.	北豆根	根状茎	清热解毒，祛风止痛
金果榄	*Tinospera capilipes* Gagnep.	金果榄	根	清热解毒，利咽，止痛
青藤	*Sinomenium acutum* (Thunb.) Rehd. et Wils.	青风藤	茎藤	祛风湿，通经络，利小便
锡生藤	*Cissampelos pareira* L. var. *hirsuta* (Buch. ex DC.) Foyman	亚乎奴	全株	消肿止痛，止血，生肌

中药防己早在《神农本草经》中已有记载，古代使用的防己分为汉防己和木防己两类。两者均为防己科植物。后因木防己资源减少，广东、广西续以一种根形类似的马兜铃科植物的根代替木防己药用。近代，此种防己逐渐销用于全国大部分地区，称为"广防己"，其来源植物于1981年被命名为新植物"广防己Aristolochia fangchi Y.C.Wu ex L.D.Chow et S.M.Hwang"发表，致使以马兜铃科植物的根代替防己科植物木防己药用的混淆现象加剧。近年发现马兜铃科植物普遍含马兜铃酸（aristolochic acid），尤以广防己为甚，而马兜铃酸具有很强的肾毒性，过量服用，可致肾衰竭，相继在一些国家发生中毒事件，值得注意。

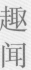

趣闻

木兰科 Magnoliaceae

$$⚥ * P_{6-∞} A_∞ \underline{G}_{∞:1:1-2}$$

主要特征 **习性** 木本，具油细胞，有香气。**叶** 单叶互生，有环状托叶痕。**花** 单生，两性，辐射对称；花被片常多数，有时分化萼片和花瓣，每轮3片；雄蕊多数，分离，螺旋状排列在伸长花托的下半部；心皮多数，分离，螺旋状排列在伸长花托的上半部。**果** 聚合蓇葖果或聚合浆果。

种类分布 约16属，250种；中国14属，约160种；药用8属，约90种。分布于美洲和亚洲的热带和亚热带地区。

应用 除药用外，本科植物因含挥发油，可制造食品香料和化妆品的原料，如木兰、玉兰、含笑。多数种因花大、芳香，故是优良的园林观赏植物。

速记歌诀 木兰全科尽木本，辛夷厚朴五味珍。
花大瓣为三基数，蕊多旋列轴延伸。

重要药用植物

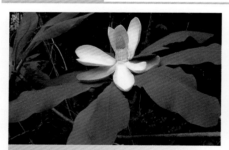

厚朴 *Magnolia officialis* Rehd. et Wils.
（树皮及根皮药用，能燥湿消痰、下气除满）

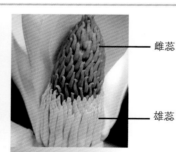

雌蕊

雄蕊

厚朴花

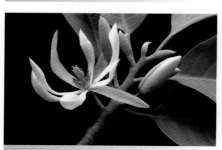

白兰 *Michelia alba* DC
（花药用，能化湿行气、化痰止咳）

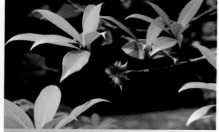

八角茴香 *Illicium verum* Hook. f.
（果药用，能温阳散寒、理气止痛）

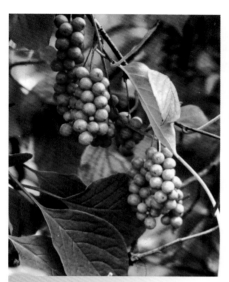

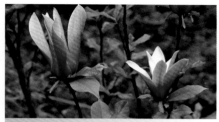

辛夷 *Magnolia liliflora* Desr.
（花蕾入药，能祛风寒、通鼻窍）

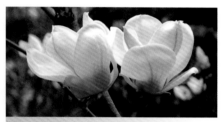

玉兰 *Magnolia denudata* Desr.
（花蕾药用，能散风寒、通鼻窍）

五味子 *Schisandra chinensis* (Turcz.) Baill.
（果药用，能补肾宁心、收敛固涩）

其他药用植物

中文名	拉丁名	药名	入药部位	功能
凹叶厚朴	*Magnolia biloba* (Rehd. et Wils.) Cheng.	厚朴	树皮	燥湿消痰，下气除满
望春花	*Magnolia biondii* Pamp.	辛夷	花蕾	祛风寒，通鼻窍
南五味子	*Kadsura longipedunculata* Finet et Gagnep.	紫金皮	根皮	祛风活血，理气止痛
黄兰	*Michelia champaca* L.	黄兰根	根	理气止痛
华中五味子	*Schisandra sphenanthera* Rehd. et Wils.	南五味子	果	补肾宁心，收敛固涩

　　相传古时一位秀才，得了一种鼻孔流脓水的病，经常鼻塞不通，浊涕常流，腥臭难闻。他求过不少名医，用过不少药物，总不见效，非常苦恼，于是产生了轻生的念头。一日，他在一棵古树下准备自缢，被一个过路的樵夫救下。问明缘由后，樵夫告诉他说："此病不难，北山中有一种药可治。"秀才忙问药名，并拿出银两酬谢。樵夫笑笑说："老夫认柴不认药，救人一死值几何？心成意切香扑面，活命自不惧坎坷。"说着用手往深山一指，就走了。秀才按照樵夫的指点，攀援到深山中找寻，终于发现遍山花树。他采了一些花蕾，煎水连服数天，果真病愈。此后，他以其花蕾为得鼻渊的病人医治，皆得奇效。有人问他，此药何名？他想了想，觉得这药得来是樵夫暗言指点，自己会所识，就叫"心意花"吧。天长日久，就成了后世的"辛夷花"了。

趣闻

樟科 **Lauraceae**

$\lightning *P_{(6-9)} \ A_{3-12} \ \underline{G}_{(3:1:1)}$

主要特征 **习性**常绿芳香木本。**叶**多三出脉，常具腺点，叶背常被粉白色蜡质。**花**单被，常3基数，排成2轮，基部合生；雄蕊通常9枚，排成3~4轮，花药2~4室，瓣裂；子房上位，1顶生胚珠。**果**核果或浆果。

种类分布 约45属，2000种；中国20属，约1400种；药用13属，约113种。分布于热带和亚热带地区。

应用 除药用外，本科植物因四季常绿而成为园林观赏的重要植物。

速记歌诀 樟科常绿多木本，单叶革质脉三纹。
花丝基部有腺体，花药瓣裂顶处陈。

重要药用植物

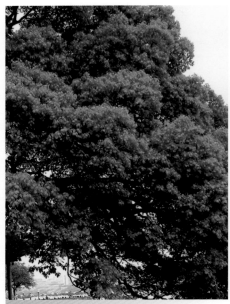

樟 *Cinnamomum camphora* (L.) Presl
（全株药用，能理气散寒、消肿止痛）

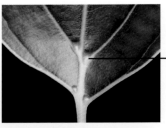

脉腋腺点

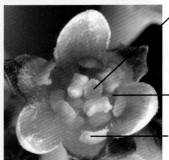

雌蕊柱头

腺体

雄蕊

樟叶与樟花

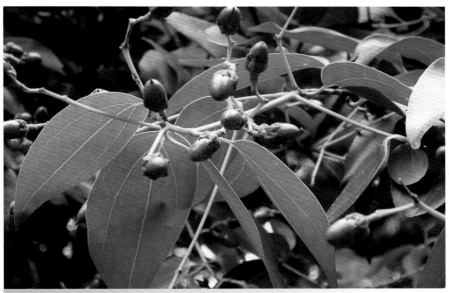

肉桂 *Cinnamomum cassia* Presl
（树皮药用，能补火助阳、散寒止痛、活血通经）

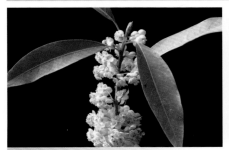

山鸡椒 *Litsea cubeba* (Lour.) Pers.
（果实药用，能温中散寒、行气止痛）

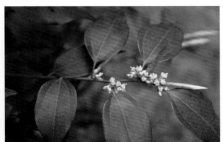

乌药 *Lindera aggregata* (Sims) Kosterm.
（根药用，能顺气止痛、温肾散寒）

其他药用植物

中文名	拉丁名	药名	入药部位	功能
粗脉桂	*Cinnamomum validinerve* Hance	土桂皮	树皮	行气止痛

　　肉桂香囊的故事：史书记载，唐太宗李世民勤理朝政，群臣常凌晨上朝。有一老臣胸前常挂一个香袋，太宗不解，即问其故，老臣答："贱臣年近花甲，体弱不支，以此助之。"原来老臣体弱，清晨精神困顿，特请御医院的药师为其配此香囊，内装中药肉桂等芳香药粉，悬于胸前，以提神醒脑。古人认为"香者，气之正，正气盛则除邪避秽也"。

罂粟科 Papaveraceae

$$\text{⚥} * ↑ K_{2-3} \ C_{4-6} A_{\infty,4-6} \ \underline{G}_{(2-\infty:1)}$$

主要特征 **习性** 草本，常有白色、黄色或红色乳汁。**叶** 基生或互生。**花** 辐射或两侧对称；单生或排成总状、聚伞、圆锥花序；萼片2，早落；花瓣4~6；雄蕊多数，离生，或6枚合生成二束；子房上位，2或多数心皮合生，1室，侧膜胎座，胚珠多数。**果** 蒴果孔裂或瓣裂。

种类分布 约42属，700种；中国19属，约300种；药用15属，约136种。分布于北温带地区。

应用 除药用外，本科植物丽春花、蓟罂粟等花大艳丽，故为常见观赏植物。

速记歌诀 罂粟草本乳色多，药用观赏功效卓。
花瓣四六房上位，孔裂瓣裂出蒴果。

重要药用植物

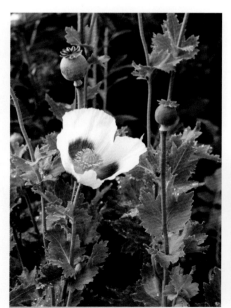

罂粟 *Parpaver somniferum* L.
（去乳汁果壳药用，能敛肺、涩肠、止痛）

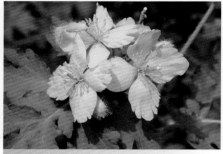

白屈菜 *Chelidonium majus* L.
（全草药用，能镇痛止咳、消肿毒）

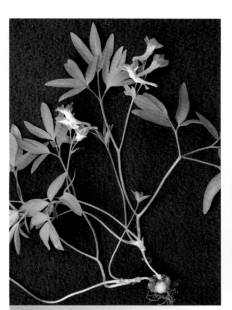

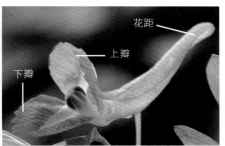

延胡索花

延胡索 *Corydalis yanhusuo* W.T.Wang
（块茎药用，能活血、止痛）

其他药用植物

中文名	拉丁名	药名	入药部位	功能
东北延胡索	*Corydalis ambigua* Cham. et Schlecht var. *amurensis* Maxim.	延胡索	块茎	活血，理气，止痛
齿瓣延胡索	*Corydalis remota* Fisch ex Maxim.			
伏生紫堇	*Corydalis decumbens* (Thunb.) Pers.	夏天无	块茎	行气活血，通络止痛
布氏紫堇	*Corydalis bungeana* Turcz.	苦地丁	全草	清热解毒
博落回	*Macleaya cordata* (Wild.) R. Br.	白屈菜	全草	镇痛，止咳，消肿毒

　　罂粟花大艳丽如芙蓉，故又名阿芙蓉，中国唐代以前仅栽培以作为观赏。宋代《本草图经》始记载以其种子入药称罂粟子，主治泻痢。后有人以果壳入药称罂粟壳，主治泻痢和喘咳。明代始用果皮划破后渗出的乳汁的干燥品入药称阿片或鸦片，认为"功效同罂粟壳，而止利、止痛、行气之效尤甚"。及至清代渐有吸食鸦片成瘾者，清代名医张秉成曾指出："鸦片，本草皆言味酸温，然究属大苦大热，其毒烈之性，竟与花壳不同，一物之性相反如此，亦异事也。止泻痢，壮元阳，通气血，却有神效。然吸食一法，不知何人创始，固无性命之虑，然每每病根未除，烟瘾已上，为终身之累，追悔莫及耳。"现罂粟、罂粟壳、鸦片及其制品均是管制药品。

趣
闻

十字花科 Cruciferae

$$☿ * K_{2-2} C_{4,0} A_{2-4} \underline{G}_{(2:1-2)}$$

主要特征 **习性**草本。**叶**单叶互生，无托叶。**花**多成总状花序；萼片4，2轮；花瓣4，具爪，排成十字形；四强雄蕊（4长2短），基部常有4个蜜腺；子房上位，由2个心皮合生，侧膜胎座，具假隔膜。**果**长或短角果。

种类分布 约75属，3200种；中国96属，约400种；药用26属，约75种。分布于北温带地区。

应用 除药用外，本科植物萝卜、白菜、芥菜等是常食的蔬菜。

速记歌诀 十字花型十字科，长角短角一并多。
四强雄蕊总状序，种子依附假隔膜。

重要药用植物

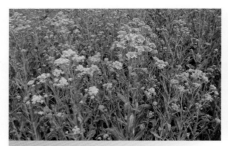

菘蓝 *Isatis indigotica* Fort.
（根为板蓝根，叶为大青叶，能清热解毒、凉血、消斑）

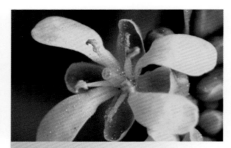

菘蓝花

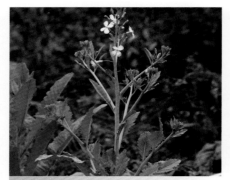

萝卜（莱菔子）*Raphanus sativus* L.
（种子药用，能消食除胀、降气化痰）

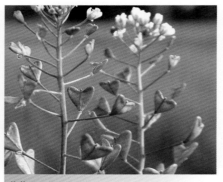

荠菜 *Capsella bursa–*pastoris (L.) Medic
（全草药用，能凉血止血）

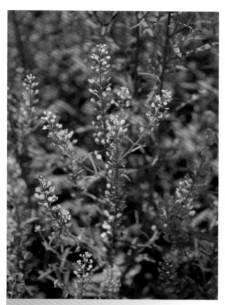

独行菜 *Lepidium apetalum* Willd.
（种子药用，能泻肺平喘、行水消肿）

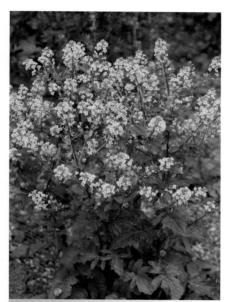

白芥 *Sinapis alba* L.
（种子药用，能豁痰利气、通络止痛）

其他药用植物

中文名	拉丁名	药名	入药部位	功能
播娘蒿	*Descurainia Sophia* (L.) Webb ex Prantl	南葶苈子	种子	泻肺平喘，行水，消肿

趣闻

十字花科植物菘蓝、蓼科植物蓼蓝、爵床科植物马蓝、豆科植物木蓝，这四种古称"蓝"的植物，都可用其茎叶浸水，再加石灰搅拌，静置，沉淀物为靛蓝，作为浸染蓝色衣物的染料。搅拌时产生的浮沫，纯洁无石灰夹杂，青紫色，即为青黛，"青出于蓝而胜于蓝"是也。现代研究证明，这四种不同科属植物的茎叶含有共同的化学成分，即靛蓝（indigo）、靛玉红（indirubin），青黛为较纯洁的靛蓝和靛玉红。

十字花科植物莱菔俗称萝卜，是一种大众化的蔬菜，有营养和消食作用。莱菔子是一味消食化积的中药。据《清宫医案》记载：光绪皇帝曾患痰壅腹胀之症，要太医开补药吃，太医只好遵旨开了补药方，结果症情加剧。后来，太医院的医生偷偷在药中加了一把莱菔子，皇帝服药后，一剂病减，二剂身轻，三剂病愈。可见莱菔子消食除胀、降气化痰之犀利。

景天科 Crassulaceae

$$\text{⚥} * K_{4-5} \ C_{4-5,(4-5)} A_{8-10} \ \underline{G}_{4-5:1:\infty}$$

主要特征 习性多草本。茎肉质，肥厚。叶肉质，单叶互生、对生或轮生。花两性，辐射对称，聚伞花序；萼片与花瓣均4~5，分离或合生；雄蕊和花瓣同数或为其2倍；子房上位，心皮4~5个，离生，胚珠多数，每个心皮基部有1鳞片状腺体。果蓇葖果。

种类分布 约35属，500种；中国10属，约240种；药用8属，约67种。分布于全球。

应用 除药用外，本科植物因为常绿肉质草本，故常供作地被绿化或盆栽观赏植物。

速记歌诀 景天茎叶肉肥厚，花开两性聚伞头。

蓇葖果实聚合状，落地生根遍全球。

重要药用植物

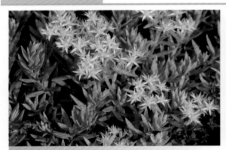

垂盆草 *Sedum sarmentosum* Bunge
（全草药用，能清利湿热、解毒）

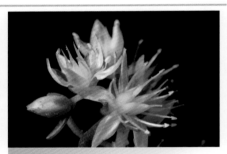

垂盆草花

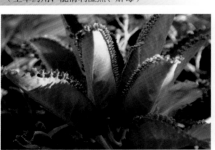

落地生根 *Bryophyllum pinnatum* (L. f.) Oken
（全草药用，能解毒、消肿、止血、生肌）

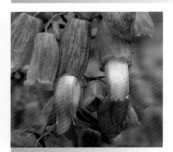

落地生根花

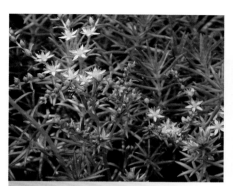

佛甲草 *Sedum lineare* Thunb. T.
（全草药用，能清热解毒、消肿）

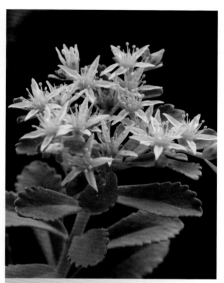

景天三七 *Sedum aizoon* L.
（全草药用，能止血、散瘀）

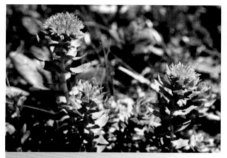

高山红景天 *Rhodiola sachalinensis* A.Bor.
（根茎药用，能补气、祛风湿）

其他药用植物

中文名	拉丁名	药名	入药部位	功能
大花红景天	*Rhodiola crenulata* (Hook. f. et Thoms.) H. Ohba	红景天	根状茎	止血，祛风湿
狭叶红景天	*Rhodiola kirilowii* (Regel) Regel	红景天	根、根状茎	止血，止痛，破坚，消积
豌豆七	*Rhodiola henryi* (Diels) S. H. Fu	白三七	全草	理气活血，接骨止痛，消肿

　　景天还魂救忠良的故事：中国明代熹宗年间，奸臣当道，忠臣杨涟遭全家抄斩之罪。杨涟之子杨冉出逃，杨冉被官兵追杀到天柱山悬崖上，被一枪刺中，跌落崖下，后被一位道长救走，并用天柱山一种草药景天，捣敷治愈。杨冉感恩不尽，并问道长用何种灵丹妙药救了自己的性命。道长手持一种肉质草药说："就是这种草药，还了你的魂，救了你的命。"杨冉感慨地说："真乃还魂草也。"从此还魂草作为景天的别名，沿用至今。

趣闻

虎耳草科 Saxifragaceae

$$\text{⚥} \quad * \quad ↑ K_{4-5} \ C_{4-5,0} A_{4-5,8-10} \ \underline{G}_{(2-5:2-5)}; \ \overline{G}_{(2-5:2-5)}$$

主要特征 **习性**草木或木本。**花**两性，萼片4~5，花瓣4~5，雄蕊与花瓣同数或为其倍数。心皮2~5个，全部或基部合生；子房上位至下位。**果实**蒴果或浆果。**种子**有翅。

种类分布 约80属，约1250种；中国有28属，约500种；药用24属，155种。分布于温带地区。

应用 除少数药用外，本科大部分植物如虎耳草、绣球花等可作观赏用途。

速记歌诀 虎耳草科多为草，两性花开瓣具爪。
落新妇与八仙花，稀有白菜悬岩峭。

重要药用植物

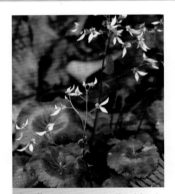

虎耳草 *Saxifrage stolonifera* Meerb.
（全草药用，能清热解毒）

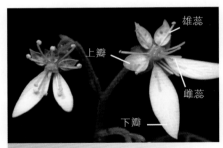

虎耳草花

（标注：雄蕊、上瓣、雌蕊、下瓣）

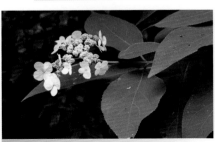

蜡莲绣球 *Hydrangea strigosa* Rehd.
（根药用，能清热解毒、消积）

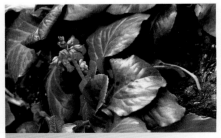

岩白菜 *Bergenia purpurascens* (Hook. f. et Thoms.) Engl.
（全草药用，能清热解毒、止血调经）

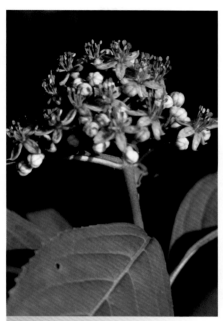

黄常山 *Dichroa fibrifuga* Lour.
（根药用，能截疟、解热、催吐）

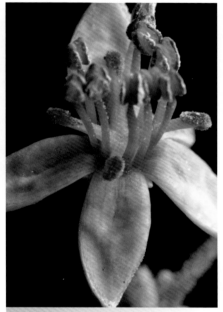

黄常山花

其他药用植物

中文名	拉丁名	药名	入药部位	功能
落新妇	*Astilbe chinensis* (Maxim.) Fr. et Sav.	落新妇	根状茎	祛风湿，散瘀止痛，祛痰止咳
绣球花	*Hydrangea macrophylla* (Thunb.) Seringe	八仙花	叶	清热解毒，消积

　　虎耳草虽无漂亮的花朵，但其生性及茎叶形态特殊，故除药用之外，亦为重要园林观赏植物。虎耳草喜阴湿环境，植于盆景假山石上，生长良好。虎耳草叶圆耳状，如兽耳，故有虎耳草、猪耳草、猫耳草之名。又因地面有红紫色线状的匍匐茎，故又称红丝络、金丝草、红线草。此草在民间鲜用榨汁，滴入耳内治中耳炎，甚验。

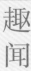

趣
闻

金缕梅科 Hamamelidaceae

$$\text{☿} * K_{(4-5)} \ C_{4-5,0} \ A_{4-5,\infty} \ \overline{G}_{(2:2);} \ \overline{\underline{G}}_{(2:2)}$$

主要特征 **习性**灌木或乔木。**叶**常具星状毛，单叶互生，有托叶。**花**两性或单性同株；排成头状花序、穗状花序或总状花序；子房下位或半下位，由2个心皮基部合生组成，2室，每室胚珠1或数枚。**果**木质蒴果，有2尖喙，2瓣开裂。**种子**常具翅。

种类分布 约17属，76种；中国17属，约75种；药用11属，23种。主要分布于亚洲东部地区。

应用 除药用外，本科植物常因叶或花特异而用作园林观赏植物。

速记歌诀 金缕梅科灌木乔，植株通常被星毛。
枫香果实路路通，苏合香脂可开窍。

重要药用植物

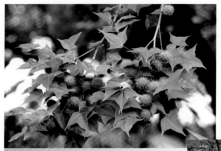

枫香树 *Liquidabar formosana* Hance
（果实为路路通，能祛风活络、利水通经）

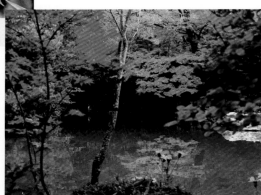

枫叶红似二月花

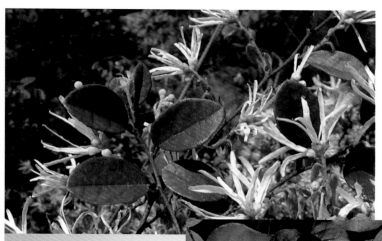

檵木 *Loropetalum chinensis* (R.Br.) Oliv.
（全株药用，能清热止血、活血祛瘀）

红花檵木 *Loropetalum chinensis* Oliv. var. *rubrum* Yieh
（功用同檵木）

其他药用植物

中文名	拉丁名	药名	入药部位	功能
苏合香树	*Liquidabar orientalis* Mill.	苏合香	树脂	开窍破秽，止痛
半枫荷	*Semilquidabar cathayensis* H. T. Chang	半枫荷	根	治风湿跌打，散瘀止痛

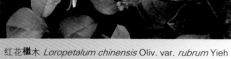

　　枫香树叶片厚大光亮，叶柄细长，遇风善动，摇曳闪亮，秋日观枫叶别有一番情趣。枫之为名，由"遇风善动"而得，此树有脂而香，故名枫香树。枫香树全身入药，枫香树叶行气止痛，枫香树皮祛风除湿，枫香树根祛风止痛，枫香脂祛风活血，枫香果（路路通）祛风活络。

　　值得注意的是，一般人习称的枫叶或红叶，却是不同科属的多种植物叶的泛称，主要包括金缕梅科植物枫香树、槭树科的多种植物、漆树科植物黄栌、大戟科植物乌桕，它们的叶均可秋红如花，成为秋季赏红叶的景物。如北京的"西山红叶"，即是漆树科植物黄栌叶，并非枫香树叶。

趣
闻

杜仲科 Eucommiaceae

$$\male P_0 A_{8,5-10}; \female P_0 G_{(2:1)}$$

主要特征 **习性**乔木。**叶**枝、叶折断后有银白色胶丝。**花**单性异株；无花被，雄蕊5~10枚，常为8枚；子房上位，由2个心皮合生。**果**翅果扁平。

种类分布 仅1属1种，是中国特有科。分布于长江中游地区。

应用 除药用外，杜仲所含杜仲胶（gutta-percha）可制成优质硬橡胶，耐磨性强，是制造飞机及军车车轮的原料。

速记歌诀 小科独种有杜仲，单性异株花被空。
叶果树皮生胶丝，翅果常舞半空中。

重要药用植物

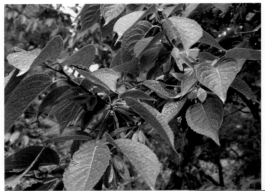

杜仲 *Eucommia ulmoides* Oliv.
（树皮能补肝肾、强筋骨、安胎、降压）

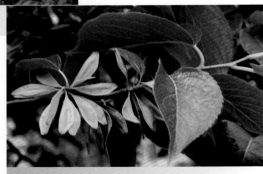

杜仲果枝

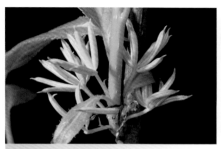

杜仲雄花枝

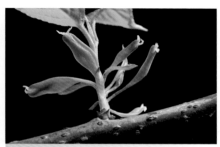

杜仲雌花枝

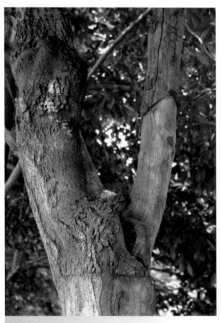

杜仲树干
（示剥皮后生长情况）

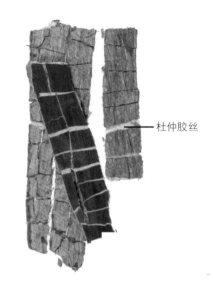

杜仲树皮

杜仲胶丝

　　杜仲是治疗肾虚腰痛的著名中药。《本草纲目》转引了一则病例称：一少年新娶，后得脚软病，且甚痛，医作脚气治不效。路铃（民间串铃走街医生）孙琳诊之，用杜仲一味，寸断片折，每以一两，用半酒半水一大碗煎服。三日能行，又三日痊愈。琳曰：此乃肾虚，非脚气也。

趣闻

蔷薇科 Rosaceae

$$⚥ * K_5 C_5 A_\infty \underline{G}_{1-\infty} \overline{G}_{(2-5)}$$

主要特征 **习性**草本、灌木或乔木。**茎**常具刺。**叶**单叶或复叶，多互生，通常有托叶。**花**两性，辐射对称；单生或排成伞房或圆锥花序；花托凸起或凹陷，花被与雄蕊合成一碟状、杯状、罈状或壶状花筒，萼片、花瓣和雄蕊均着生花筒边缘；萼片5，花瓣5，分离；雄蕊通常多数；心皮1或多数，分离或结合，子房上位至下位，每室1或多枚胚珠。**果**蓇葖果、瘦果、核果或梨果。

种类分布 约124属，3300种；中国48属，约900种；药用43属，约363种。分布于全球。

应用 除药用外，本科植物因花大而艳丽，故可用作观赏，桃、李、杏、梨、枇杷、草莓之属均系重要果品。

速记歌诀 蔷薇科花**雄蕊多，辐射对称多姿色。**
子房上下位多变，桃李杏梨真假果。

重要药用植物

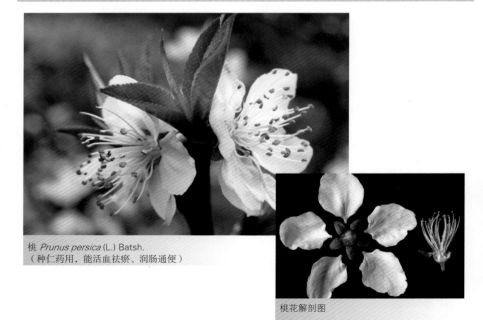

桃 *Prunus persica* (L.) Batsh.
（种仁药用，能活血祛瘀、润肠通便）

桃花解剖图

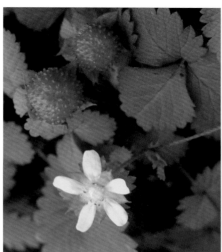

蛇莓 *Duchesnea indica* (Andr.) Focke
（全草药用，能清热凉血）

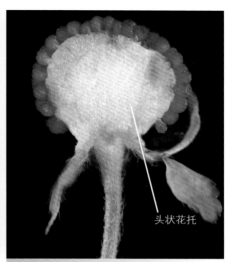

头状花托

蛇莓果解剖图

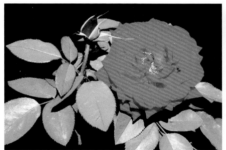

月季 *Rosa chinensis* Jacq.
（花药用，能活血调经）

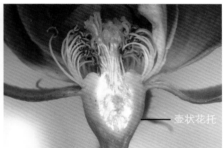

壶状花托

月季花解剖图

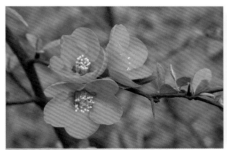

贴梗海棠 *Chaenomeles speciosa* (Sweet) Nakai
（果实药用，能平肝舒筋、和胃化湿）

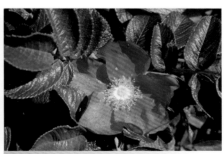

玫瑰 *Rosa rugosa* Thunb.
（花药用，能行气解郁、活血止痛）

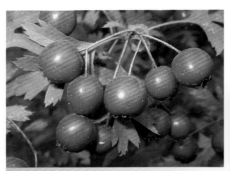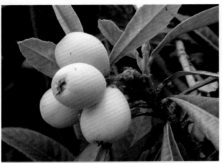

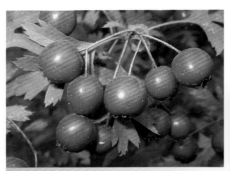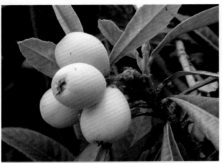

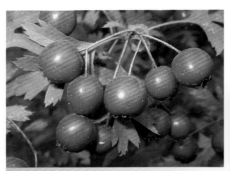

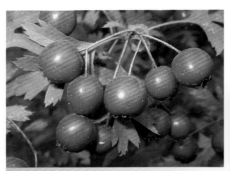

山里红 *Crataegus pinnatifida* Bge. var. *major* N. E. Br.
（果实药用，能消食健胃）

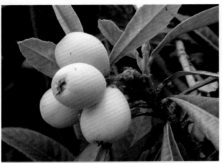

枇杷 *Eriobotrya japomica* (Thunb.) Lindl.
（叶药用，能清肺止咳、降逆止呕）

其他药用植物

中文名	拉丁名	药名	入药部位	功能
地榆	*Sangusorba officinalis* L.	地榆	根	凉血止血，解毒敛疮
仙鹤草	*Agrimonia pilosa* Ledeb.	仙鹤草	全草	收敛止血，截疟，止利，解毒
委陵菜	*Potentilla chinensis* Ser.	委陵菜	全草	清热解毒，凉血止利
金樱子	*Rosa laevigata* Michx.	金樱子	果	收敛涩精，固肠止泻
覆盆子	*Rubus chingii* Hu	覆盆子	果	益肾，固精，缩尿
杏	*Prunus armeniaca* L.	杏仁	种子	降气止咳平喘，润肠通便
山楂	*Crataegus pinnatifida* Bge.	北山楂	果实	消食健胃，行气散瘀
野山楂	*Crataegus cuneata* Sieb. et Zucc.	南山楂	果	消食健胃，行气散瘀
木瓜	*Chaenomeles sinensis* (Touin) Koehne	木瓜（光皮）	果	平肝舒筋，和胃化湿

趣闻

　　蔷薇、月季和玫瑰都是蔷薇科蔷薇属的近缘植物，三者均为有很高观赏价值的姐妹花；三者形态相似，应注意区别。蔷薇的茎细长蔓生，小叶5～9枚，叶面平展，有微毛，春夏开花1次，6～7朵簇生。月季的茎较细而直立，小叶3～5枚，叶面平展，无毛，四季开花，多单生，或2～3朵簇生。玫瑰的茎较粗而直立，小叶5～9枚，叶面发皱，无毛，夏季开花1次，多单生，或2～3朵簇生。

　　月季的园艺品种很多，花期很长，香色各异，四季开花。宋代诗人杨万里诗赞："只道花无十日红，此花无日不春风。一尖已剥胭脂笔，四破尤包翡翠茸。别有香超桃李外，更同梅斗雪霜中。折来喜作新春看，却忘今晨是季冬。"

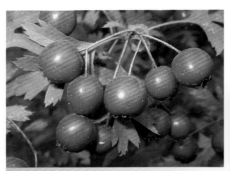

豆科 Leguminosae

$$\text{☿} * \uparrow K_{5(5)} C_5 A_{10, (9)+1, \infty} \underline{G}_{(1:1:1-\infty)}$$

主要特征 **习性**木本或草本，有时藤本。**叶**互生，多为复叶，有托叶。**花**两性，辐射或两侧对称；多数为蝶形花；雄蕊10枚，二体；心皮1个，子房上位。**果**荚果。

种类分布 约700属，1700种；中国160属，约1300种；药用109属，600多种。广布于世界各地。

应用 除药用外，本科部分植物为重要豆类粮食作物，是植物性蛋白质和油料的重要来源。

速记歌诀 豆科独特具果荚，蝶形花多亦可夸。
二体雄蕊多复叶，托叶叶枕不分家。

重要药用植物

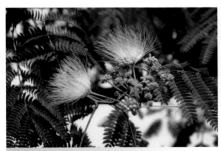

合欢 *Albizia julibrissin* Durazz
（树皮和花药用，能解郁安神、活血消肿）

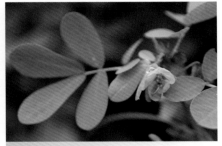

决明 *Cassia tora* L.
（种子药用，能清热明目、润肠通便）

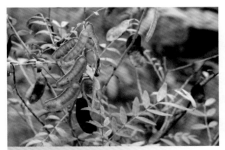

狭叶番泻叶 *Cassia angustifolia* Vahl
（叶药用，能泄热、通便、利水）

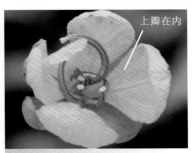

上瓣在内

狭叶番泻叶花

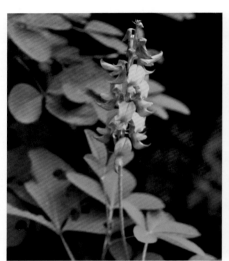

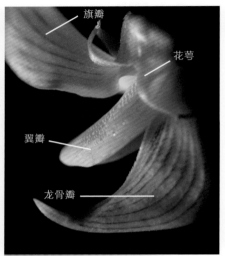

旗瓣

花萼

翼瓣

龙骨瓣

猪屎豆 *Crotalavia pallida* Ait.
（蝶形花亚科）（根药用，能解毒、散积）

猪屎豆花

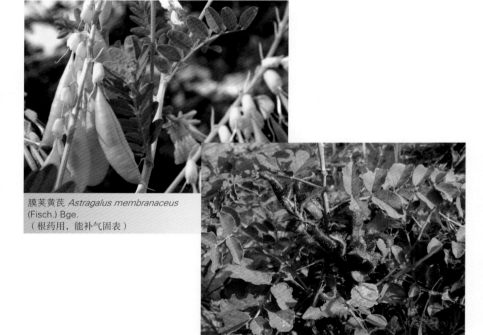

膜荚黄芪 *Astragalus membranaceus*
(Fisch.) Bge.
（根药用，能补气固表）

甘草 *Glycyrrhiza uralensis* Fisch.
（根药用，能补脾益气、祛痰止咳）

其他药用植物

中文名	拉丁名	药名	入药部位	功能
含羞草	*Mimosa pudica* L.	含羞草	全草	安神，散瘀止痛
钝叶决明	*Cassia obtusifolia* L.	决明	种子	清热明目，润肠通便
苏木	*Caesalpinia sappan* L.	苏木	心材	行血祛瘀，消肿止痛
紫荆	*Cercis sinensis* Bunge	紫荆	树皮	活血通经，消肿解毒
皂荚	*Gleditsia sinensis* Lam.	皂角	果实	祛瘀开窍，散络消肿
		皂角刺	枝刺	消肿，排脓，杀虫
蒙古黄芪	*Astragalus membranaceus* (Fisch.) Bge. var. *mongholicus* (Bge.) Hsiao	黄芪	根	补气固表，利尿排脓
扁茎黄芪	*Astragalus complanatus* R. Br.	沙苑子	种子	温补肝肾，固精缩尿，明目
光果甘草	*Glycyrrhiza glabra* L.	甘草	根	补脾益气，止咳，调和诸药
野葛	*Pueraria lobata* (Willd.) Ohwi.	葛根	根	解肌退热，生津透疹，升阳
		葛花	花	解酒毒，止渴
槐树	*Sophora japonica* L.	槐米	花蕾	凉血止血，清肝泻火
		槐角	果实	
苦参	*Sophora flavescens* Ait.	苦参	根	清热燥湿，杀虫利尿
越南槐	*Sophora tonkinensis* Gapnep.	广豆根	根	清热解毒，消肿利咽
密花豆	*Spatholobus suberectus* Dunn	鸡血藤	藤茎	补血，活血通络
补骨脂	*Psoralea corylifolia* L.	补骨脂	种子	温肾助阳
广金钱草	*Desmodium styracifolium* (Osb.) Merr.	广金钱草	全草	清热除湿，利尿通淋
鸡骨草	*Abrus cantoniensis* Hance	鸡骨草	全草	清热解毒，疏肝止痛
降香檀	*Dalbergia odorifera* T. Chen	降香	根的心材	行气活血，止痛止血
扁豆	*Dolichos lablab* L.	白扁豆	种子	健脾化湿，和中消暑

甘草号称国老，是应用最多的中药之一。古人云："诸药中以甘草为君，功能调和诸药，遂有国老之号。"据统计，张仲景在《伤寒论》中记载了约256个处方，其中含甘草的处方约有154个，占总处方的60%以上。有学者曾对某医院的1200张中药处方进行分类统计，发现甘草的使用率高达85%。甘草无论在东方还是西方，其入药的历史都很悠久。中国最古老的辞书《尔雅》已经有甘草的记载。在《汉穆拉比法典》中，对甘草也有记载。在《希波克拉底全集》中，已记载了甘草的使用。从1820年开始，美国、英国、法国、德国及苏联等许多国家的药典中都先后收载甘草。

"红豆生南国，春来发几枝。愿君多采撷，此物最相思。"这是唐代诗人王维咏红豆的绝句。诗中所指的红豆，应为中国长江以南习生的豆科植物红豆树（Ormosia hosiei），其种子鲜红艳丽，久不退色，确有寄情价值。豆科缠绕草本植物相思子（Abrus precatorius）的种子半红半黑，"黑男红女"，两情相伴，光亮可爱，有人把它作为情爱相思的另类象征物，但此豆有毒，不可服用！

趣闻

芸香科 Rutaceae

☿ ✳ K_{4-5} C_{4-5} $A_{8-10,\infty}$ $\underline{G}_{(4-15)}$

主要特征 **习性**木本。叶、花、果常有透明油腺点。**叶**常互生，多为复叶。**花**雄蕊8～10枚，着生在花盘基部；子房上位，具下位花盘；外轮雄蕊与花瓣对生。**果**柑果、蒴果或核果。

种类分布 约150属，1700种；中国28属，约150种；药用19属，约100种。主要分布于热带和温带地区。

应用 除药用外，本科植物气味辛香，如花椒等可作为食品调味剂，柑橘属更是重要的果品。

速记歌诀 芸香**木本复叶生，黄柏花椒橘柚橙。**
花被四五覆瓦列，花叶果实腺点呈。

重要药用植物

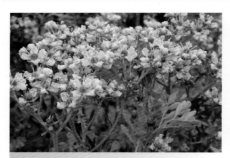

芸香 *Ruta graveolens* L.
（全草药用，能祛风镇痛、通经杀虫）

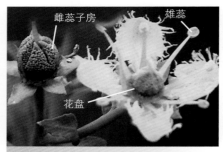

芸香花部

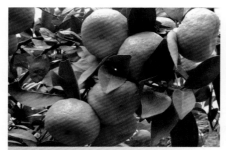

橘 *Citrus reticulata* Blanco
（果皮能理气、化痰；橘核、幼果亦可药用）

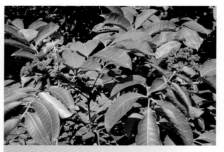

吴茱萸 *Evodia rutaecarpa* (Juss.) Benth.
（果实药用，能散寒止痛、降逆止呕）

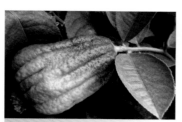

佛手 *Citrus medica* L. var. *sarcodactylis* Swingle
（果实药用，能疏肝理气、和胃止痛）

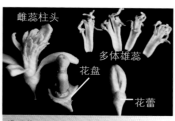

佛手花

化州柚 *Citrus grandis* (L.) Osbeck 'Tomentosa'
（果皮药用，能散寒、燥湿、利气、消痰）

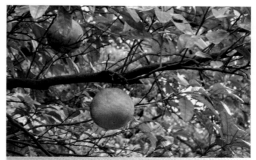

佛手叶

其他药用植物

中文名	拉丁名	药名	入药部位	功能
黄檗	*Phelloderon amurense* Rupr.	关黄柏	树皮	清热燥湿，泻火解毒
黄皮树	*Phelloderon chinensis* Schneid.	川黄柏		
疏毛吴萸	*Evodia rutaecarpa* var. *bodinieri* (Dode) Huang			
石虎	*Evodia rutaecarpus* (Juss.) Benth. var. *officinalis* (Dode) Huang	吴茱萸	果实	散寒止痛，降逆止呕
花椒	*Zanthoxylum bungeaum* Maxim.	花椒	果皮	温中止痛，杀虫止痒
		椒目	种子	利水消肿
光叶花椒	*Zanthoxylum nitidum* (Roxb.) DC.	两面针	根、茎皮	祛风活血，解毒消肿，止痛
白鲜	*Dictamnus dasycarpus* Turcz.	白鲜皮	根皮	清热燥湿，祛风解毒
枸橼	*Citrus medica* L.	香橼	果实	疏肝理气，宽中化痰
三丫苦	*Melicope pteleifolia* (Champ. ex Benth.) T. Hartley	三丫苦	根	理气，止痛

　　九里香的叶，若对光透视，可见密布的油点。若揉搓其叶片，有类似柑橘的浓郁香气。每当雨季，绿篱中点缀着朵朵白花，浓郁的花香传达九里（形容其远），故名"九里香"。中成药"三九胃泰"即主要由岭南草药三丫苦、九里香组成。

棟科 **Meliaceae**

☿ ✳ $K_{(4-5)}C_{4-5}A_{(8-10)}\underline{G}_{(2-5:2-5)}$

主要特征　**习性**木本。**叶**互生，羽状复叶，稀单叶，无托叶。**花**雄蕊常为花瓣的2倍，花丝合生成短管；花盘管状或盘状或缺；子房上位。**果**蒴果、浆果或核果。

种类分布　约50属，1400种；中国18属，62种；药用10属，23种。分布于热带、亚热带地区。

应用　除药用外，本科植物多具杀虫成分，可作为杀虫剂的原料。

速记歌诀　棟科植物尽木本，羽状复叶平展伸。
　　　　　　　圆锥花序花两性，花丝管状不离分。

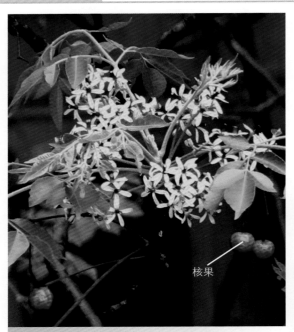

核果

棟（苦楝）*Melia azedarach* L.
（根皮及树皮药用，能驱虫疗癣）

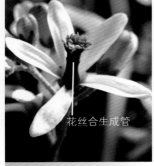

花丝合生成管

棟（苦楝）花

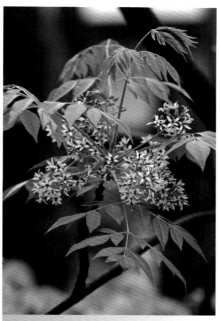

川楝 *Melia toosendan* Sieb. et Zucc.
（果实药用，能疏肝行气止痛）

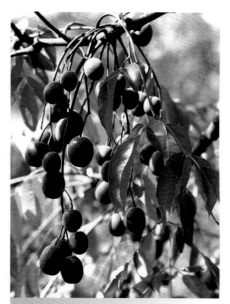

川楝果枝

其他药用植物

中文名	拉丁名	药名	入药部位	功能
香椿	*Toona sinensis* (A. Juss.) Roem.	香铃子	果实	清热燥湿，收敛止血

趣
闻

　　楝从涑，涑即浣洗，古人曾用楝实涑洗衣物，原植物为木本，故写为"楝"。古时苦楝、川楝未分，统称楝，其根皮、树皮、叶、花、果实均有很好的杀虫作用，不仅可以驱杀人体内的寄生虫，还可以驱杀体外的害虫，《本草纲目》记载有用苦楝花"铺席下，杀蚤、虱"。目前中国有学者正着力于苦楝、川楝作为无公害植物杀虫剂的研究。

　　分布在东南亚、南亚地区的楝科植物印楝（*Azadirachta indica* A. Juss），以及其提取物印楝素，可防治200多种农、林、仓储害虫，是世界公认的广谱、高效、低毒、易降解、无残留的生物杀虫剂。中国南方已引种栽培和利用。

远志科 Polygalaceae

$\text{☿} \uparrow K_5 C_{3,5} A_{(4-8)} \underline{G}_{(1-3:1-3)}$

主要特征 **习性**草本或灌木。**根**常肉质化。**叶**单叶，通常互生，全缘，无托叶。**花**两性，两侧对称。萼片5，不等长，内面两片常呈花瓣状；花瓣5或3，不等大，下面一片呈龙骨状，顶端常具鸡冠状附属物； 花丝合生成鞘，花药顶孔开裂。**果**蒴果、坚果或核果。

种类分布 17属，约1000种；中国有5属，约50种；药用3属，约30种。分布于温带和热带地区。

速记歌诀 远志萼五花对称，果扁二室倒心形。
雄蕊八枚或一束，瓣三色蓝具冠缨。

重要药用植物

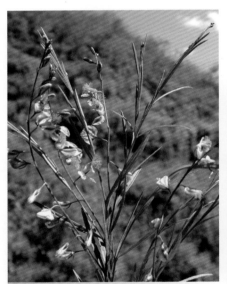

远志 *Polygala tenuifolia* Willd.
（根药用，能安神益智、祛痰消肿）

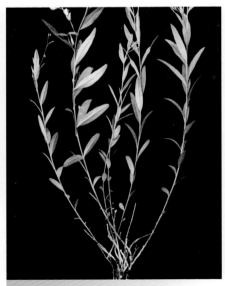

西伯利亚远志 *Polygala sibirica* L.
（根药用，能安神益智）

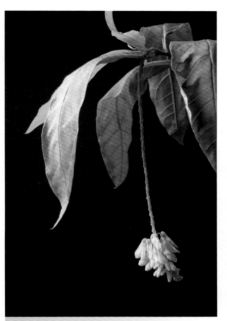

黄花倒水莲 *Polygala fallax* Hemsl.
（根药用，能安神益智）

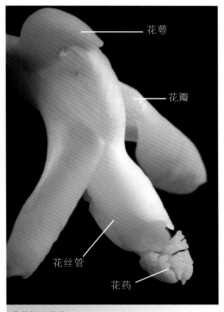

花萼

花瓣

花丝管

花药

黄花倒水莲花

其他药用植物

中文名	拉丁名	药名	入药部位	功能
黄花远志	*Polygala arillata* Buch.–Ham.	黄花远志	根皮	清热解毒，祛风除湿，补虚消肿

　　胸有远志，何须当归。三国名将姜维出外征战，常年不归。一日，忽然收到母亲托人捎来的包裹，打开一看，原来是1味中药当归。姜维立刻明白是母亲盼他早日回家。但战事繁忙，难以脱身，便托人捎回中药远志1包，以表男儿报国的决心。

趣闻

大戟科 Euphorbiaceae

$$\male \ast K_{0-5} \ C_{0-5} \ A_{1-\infty,(\infty)}; \female \ast K_{0-5} \ C_{0-5} \ \underline{G}_{(3:3)}$$

主要特征 习性草本、灌木或乔木，常含乳汁。叶单叶互生，叶基部常有腺体，有托叶。花常单性，常为聚伞花序，或杯状聚伞花序（鸟巢花序）；雄蕊1或多数，花丝分离或联合；雌蕊由3个心皮组成，子房上位，3室；中轴胎座，每室1~2枚胚珠，胚珠悬垂，形成3分果。果蒴果，稀浆果或核果。

种类分布 约300属，5000余种；中国66属，364种；药用39属，160余种。广布于全球。

应用 除药用外，本科植物大戟、银边大戟均具特殊的杯状花序，而一品红、腥腥红则具腥红的顶叶，具观赏性。

速记歌诀 大戟多乳花瓣无，花序多样如鸟屋。
花瓣退化为腺体，子房三室蒴果出。

重要药用植物

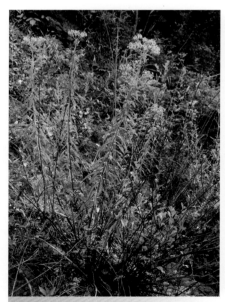

大戟 *Euphorbia pekinensis* Rupr.
（根药用，能泻水逐饮）

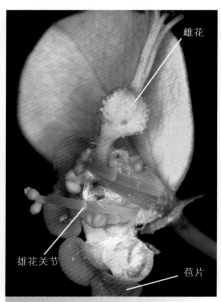

雌花

雄花关节

苞片

大戟杯状花序

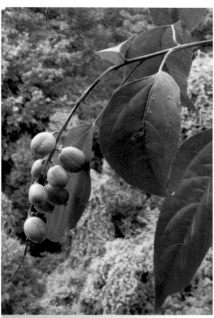

巴豆 *Croton tiglium* L.
（种子药用，能逐水消肿）

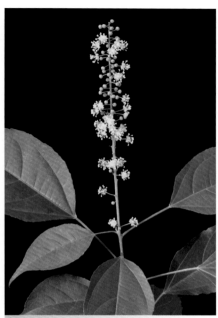

巴豆花枝

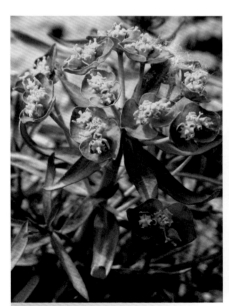

甘遂 *Euphorbia kansui* T. N. Liou ex T. P. Wang
（根药用，能泻水逐饮）

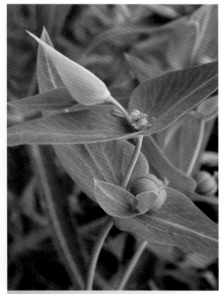

千金子 *Euphorbia lathyris* L
（种子药用，能逐水消肿、破癥杀虫）

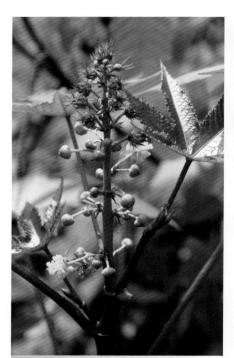

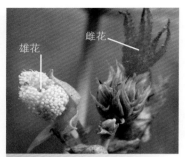

蓖麻花

蓖麻 *Ricinus communis* L.
（种子药用，能消肿拔毒、泻下通滞）

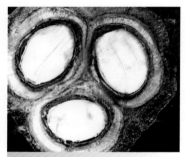

蓖麻果切面

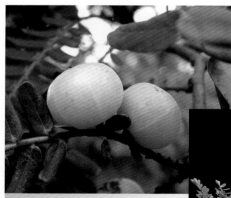

余甘子 *Phyllanthus emblica* L.
（果实药用，能清热利咽、润肺化痰、
生津止渴）

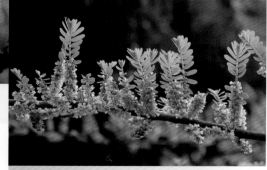

余甘子花枝

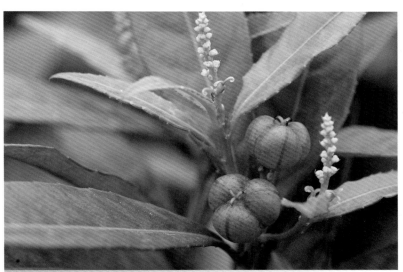

云南土沉香 *Excoecaria acerifolia* F. Didr.
（根药用，能清热利咽、活血散瘀）

其他药用植物

中文名	拉丁名	药名	入药部位	功能
飞扬草（大飞扬）	*Euphorbia hirta* L.	大飞扬草	全草	收敛解毒，利尿消肿
地锦	*Euphorbia humifusa* Willd.	地锦草	全草	清热解毒，凉血止血
狼毒大戟	*Euphorbia fischeriana* Steud.	白狼毒	根	清热止血，活血祛瘀
乌桕	*Sapium sebiferum* (L.) Roxb.	乌桕	根皮，叶	清热解毒，止血止利
一叶萩	*Securinega suffruticosa* (Pall.) Rehd.	一叶萩	枝条，根，叶和花	活血通络
黑面神	*Breynia fruticosa* (L.) Hook. f.	黑面神	根，叶	清热解毒，散瘀止痛
叶下珠	*Phyllanthus urinaria* L.	珍珠草	全草	清肝明目，消积利水
算盘珠	*Glochidion puberum* (L.) Hutch.	算盘子	全草	活血散瘀，清热解毒、止利

　　巴豆有毒，用之得当可救人，用之不当则杀人。巴豆的主要成分为巴豆油，辛热有大毒，为峻泻寒积、逐水消肿之要药。巴豆毒性在油，如误服巴豆油20滴，即能置人于死地。古方中巴豆都经过炮制后使用，熬、煮、炒去油较少，纸裹压榨去油较多，烧存性则几乎无油了，皆属重药轻用法。近来还有一种操作简便、省时省力的炮制新法，其法先于锅内置细砂，然后将去皮壳的巴豆仁放入，用微火炒，炒至表面呈褐色时，趁热取出、筛去细砂，即用醋淬，有烟冒出，烟尽后，研细，即成巴豆霜。

趣闻

冬青科 Aquifoliaceae

$$\male \ast K_{(3-6)} \ C_{4-5,(4-5)} \ A_{4-5}; \ \female \ast K_{(3-6)} \ C_{4-5,(4-5)} \ \underline{G}_{(3-\infty:3-\infty)}$$

主要特征 **习性** 乔木或灌木，多常绿。**叶** 单叶互生，托叶早落。**花** 单性或杂性；花萼3~6裂，基部多少联合，常宿存；雄蕊与花瓣同数并与其互生；无花盘；子房上位，由3或多数心皮合生，3或多室。**果** 浆果状核果。

种类分布 3属，约400种；中国只有冬青属，约160种；药用44种。广布于热带和亚热带地区。

应用 除药用外，本科植物叶冬青因不凋，果红圆，果期长，故常作为观叶观果园林树种。

速记歌诀 冬青植物四时春，核果多似浆果存。
革质叶片三尖刺，三冬凉茶味道纯。

重要药用植物

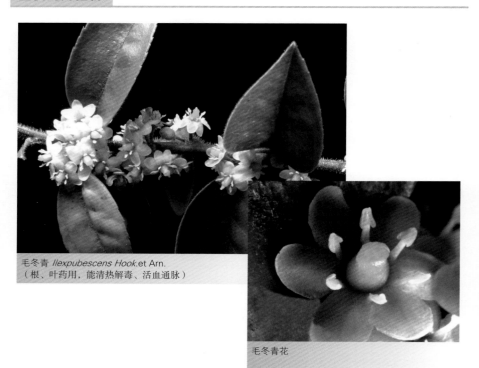

毛冬青 *Ilexpubescens Hook*.et Arn.
（根、叶药用，能清热解毒、活血通脉）

毛冬青花

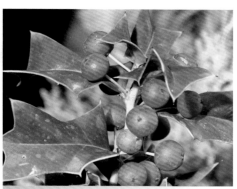

枸骨 *Ilex cornuta* Lindl.
（叶药用，能清热养阴、平肝益肾）

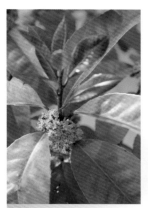

扣树 *Ilex kaushue* S.Y. Hu
〔叶药用（苦丁茶），能疏风
清热、明目生津、消食化痰〕

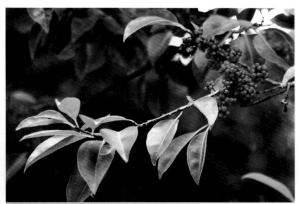

铁冬青（救必应）*Ilex rotunda* Thunb.
（树皮药用，能清热凉血、止痛）

其他药用植物

中文名	拉丁名	药名	入药部位	功能
冬青	*Ilex chinensis* Sims	冬青	叶	清热解毒
梅叶冬青	*Ilex asprella* (Hook. et. Arn.) Champ. ex Benth.	岗梅	叶、根	清热解毒，生津止渴

　　冬青科植物多为常绿木本，冬季叶青绿，不脱落，故名冬青。冬青属多数植物的叶可作为茶品，如大叶冬青叶可作为苦丁茶；铁冬青、毛冬青和梅叶冬青3种冬青科植物的叶或根在华南及中国香港等地常作为凉茶原料，近有用以上3种冬青科植物的叶为主，组方制作清热利湿的"三冬茶"饮料应市。

趣闻

卫矛科 **Celastraceae**

$$\text{\Large ⚥} \; * K_{(4-5)} \; C_{4-5} \; A_{4-5} \; \underline{G}_{(2-5)}$$

主要特征 **习性**乔木或灌木。**叶**单叶对生或互生。**花**两性，花部通常4～5数，萼小，宿存；花盘发达，雄蕊生于花盘上，常无花丝；子房上位，与花盘分离或藏于花盘内，花柱短或缺。**果**蒴果、浆果、核果或翅果。**种子**常有红色假种皮。

种类分布 约55属，850种；中国13属，184种；药用9属，9种。分布于热带和温带地区。

速记歌诀 卫矛乔灌特征奇，茎枝四棱如箭羽。
花盘扁平多肉质，种披红色假种衣。

重要药用植物

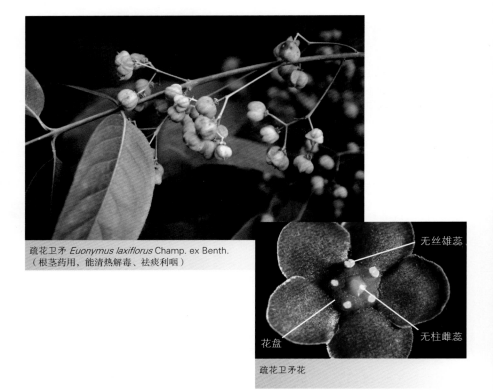

疏花卫矛 *Euonymus laxiflorus* Champ. ex Benth.
（根茎药用，能清热解毒、祛痰利咽）

无丝雄蕊

无柱雌蕊

花盘

疏花卫矛花

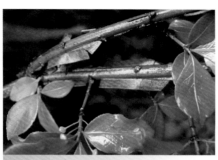

卫矛（鬼箭羽）*Euonymus alatus* (Thunb.) Sieb.
（带翅的枝药用，能破血通经、杀虫止痒）

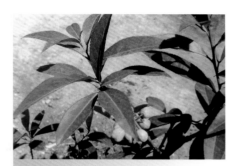

美登木 *Maytenus hookeri* Loes.
（全株可抗癌）

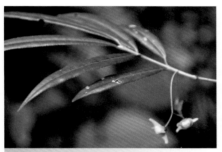

角翅卫矛 *Euonymus cornutus* Hemsl.
（果实入药，能散寒、止咳）

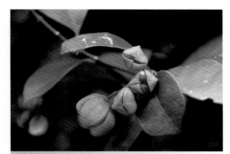

华卫矛 *Euonymus nifidus* Benth.
（全株药用，能舒筋活络、强壮筋骨）

其他药用植物

中文名	拉丁名	药名	入药部位	功能
雷公藤	*Tripterygium wilfordii* Hook. f.	雷公藤	根	舒筋活血，祛风除湿
昆明山海棠	*Tripterygium hypoglaucum* (Lévl.) Hutch.	昆明山海棠	根	舒筋活血，祛风除湿
南蛇藤	*Celastrus orbiculatus* Thunb.	南蛇藤	根、茎、叶	行气活血，祛风除湿，消肿解毒

　　卫矛亦名鬼箭羽。此种植物的茎枝呈四棱形，如箭杆亦如矛，四棱上又常有栓翅状附属物，形如箭上之羽。古人称箭羽为卫。鬼者，言其棱翅之怪异也。故有"卫矛""鬼箭羽"之名。药用主治妇女血瘀经闭，宛若射箭羽中的。

趣闻

无患子科 Sapindaceae

$$☿ * ↑ K_{4-5} C_{4-5,0} A_{8-10} \underline{G}_{(2-4)}$$

主要特征 **习性**木本。**叶**互生，常为羽状复叶，多无托叶。**花**两性、单性或杂性，辐射对称或两侧对称，常成总状或圆锥花序；花盘发达，2~4个心皮。**果**核果、蒴果、浆果或翅果。**种子**常有假种皮。

种类分布 150属，2000种；中国有25属，56种；药用11属，19种。广布于热带和亚热带地区。

应用 除了药用外，本科植物的果实大多可供食用。其中栾树和槭树更可以作为观赏树木及行道树。

速记歌诀 无患木本叶羽出，种子外披假种服。
　　　　　　花盘发达房上位，龙眼荔枝与栾树。

重要药用植物

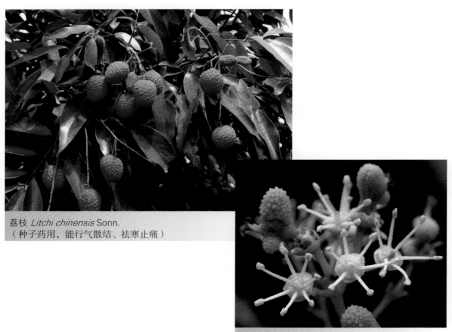

荔枝 *Litchi chinensis* Sonn.
（种子药用，能行气散结、祛寒止痛）

荔枝花

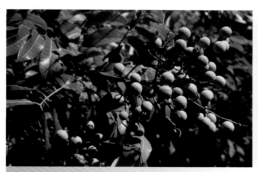

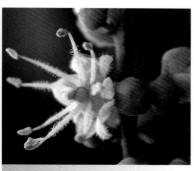

龙眼 *Dimocarpus longan* Lour.
（假种皮药用，能补益心脾、养血安神）

龙眼花

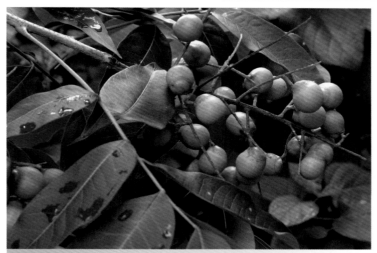

无患子 *Sapindus mukorossi* Gaertn.
（果实药用，能清热解毒、止咳化痰）

其他药用植物

中文名	拉丁名	药名	入药部位	功能
倒地铃	*Cardiospermum halicacabum* L.	风船葛	全草	散瘀消肿，凉血解毒
复羽叶栾树	*Koelreuteria bipinnata* Franch.	摇钱树	果	祛风，祛痰

昔时有神巫驱鬼，先符刻众鬼，继以无患木鞭打击杀之。世人遂取此木作为器物，意以避邪驱鬼，祈无灾患，故曰"无患"。佛家转以其种子串为念佛的数珠，故又名"菩提子"。民间则用其果实为皂，浣洗衣物，俗称油患子、油皂果。

趣闻

鼠李科 Rhamnaceae

☿ $* K_{(4-5)} C_{(4-5)} A_{4-5} \underline{G}_{(2-4)}$

主要特征 **习性**乔木或灌木。**叶**多互生。**花**两性，稀单性，辐射对称，排成聚伞花序或簇生；雄蕊与花瓣对生，花盘肉质，子房上位或部分埋于花盘中。**果**多为核果，有时为蒴果或翅果状。

种类分布 58属，约900种；中国有15属，135种；药用12属，77种。分布于世界各地。

应用 除药用外，本科植物的果实大多可食用。

速记歌诀 鼠李乔灌多核果，叶互聚伞花序多。
雄蕊四五与瓣对，子房常于盘中卧。

重要药用植物

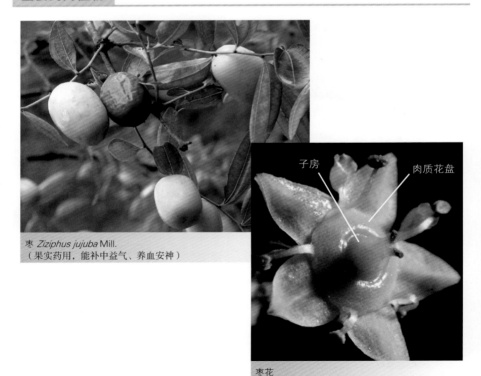

枣 *Ziziphus jujuba* Mill.
（果实药用，能补中益气、养血安神）

子房　　　　肉质花盘

枣花

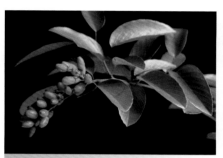

多花勾儿茶 *Bechemia floribunda* (Wall.) Brongn
（茎叶药用，能健脾、利湿、调经）

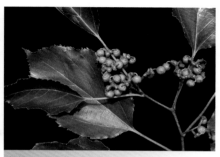

枳椇 *Hovenia dulcis* Thunb.
（种子药用，能止渴除烦、清湿热、解酒毒）

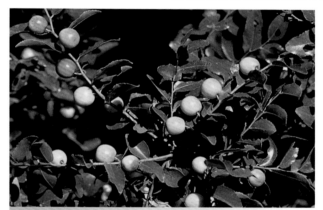

酸枣 *Ziziphus jujube* Mill. var. *spinosa* (Bge.) Hu ex H. F. Chow
（种子药用，能补肝肾、养血安神、敛汗生津）

其他药用植物

中文名	拉丁名	药名	入药部位	功能
铁包金	*Berchemia lineata* (L.) DC.	铁包金	根	祛风利湿，活血止血
鼠李	*Rhamnus dahurica* Pall.	鼠李皮、鼠李果	树皮、果	清热通便，消炎，止咳

孙思邈巧用酸枣仁治癫狂症：唐代永淳年间，相国寺和尚允惠患了癫狂症，常妄哭妄动，狂呼奔走，病程半年，多方医治无效。允惠的哥哥潘某，恳请名医孙思邈医治，孙详询病情，细查苔脉，吩咐先喂些咸食，并搬住一个僻静房间，等到病人口渴时，孙取出一包药粉，调入酒中，让病人服下，病人不多时便昏昏入睡。孙再三吩咐，不要吵醒病人，轻则半日至一日，重则二三日，罕有五日者，须其自醒，病必能愈，若受惊而醒，则不治。结果，允惠和尚睡了一天半，醒来神志清醒，癫狂痊愈。治好癫狂症的药粉，原来就是酸枣仁配伍朱砂、乳香制成。

趣闻

葡萄科 Vitaceae

$$⚥ * K_{(5-4)} C_{5-4} A_{5-4} \underline{G}_{(2-6:2-6)}$$

主要特征 习性多为木质藤本。茎具卷须，与叶相对生。叶单叶互生。花聚伞花序常与叶对生，花萼不明显，花瓣在花蕾中成镊合状排列；雄蕊生于花盘周围，与花瓣同数而对生。果浆果。

种类分布 约12属，700余种；中国7属，约110种；药用7属，100种。分布于热带及温带地区。

应用 除药用外，本科植物葡萄的果实为重要的鲜果和酿造葡萄酒的原料。爬山虎、五叶地锦及刺葡萄等种类的叶在秋季变为红色或橙黄色，颇为美观，常栽培以作为点缀楼阁墙壁之用。

速记歌诀 葡萄蔓藤多水汁，楼阁墙壁尽攀持。
卷须对叶花梗曲，聚伞花序浆果知。

重要药用植物

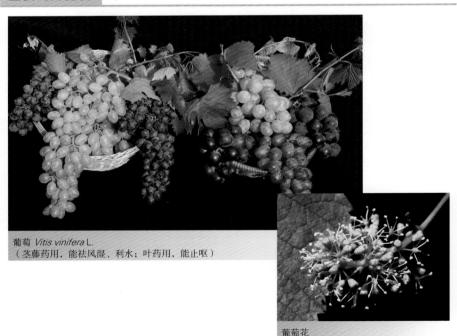

葡萄 *Vitis vinifera* L.
（茎藤药用，能祛风湿、利水；叶药用，能止呕）

葡萄花

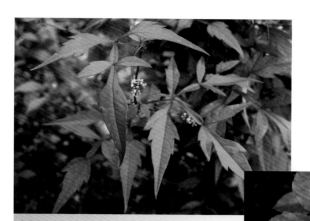

白蔹 *Ampelopsis japonica* (Thunb.) Mak.
（根药用，能清热解毒、消肿止痛）

乌蔹梅 *Cayratia japonica* (Thunb.) Gagnep.
（全草药用，能凉血解毒、利尿消肿、凉血散瘀）

其他药用植物

中文名	拉丁名	药名	入药部位	功能
岩爬藤	*Tetrastigma obtectum* (Wall.) Planch.	藤五加	全株	祛风除湿
葛藟	*Vitis flexuosa* Thunb.	葛藟	茎和果实	补五脏，续筋骨

　　白蔹为疮科要药，功能清热解毒、生肌敛疮，主治疮疡肿毒，此药根皮虽黑而根肉色白，入药须洗去黑皮使其白，故有"白蔹"之称。

　　葡萄是人类最早栽培的果树之一。李时珍在《本草纲目》中说："葡萄，《汉书》作蒲桃，可以造酒，人醋饮之，则陶然而醉，故有是名。其圆者名草龙珠，长者名马乳葡萄，白者名水晶葡萄，黑者名紫葡萄。《汉书》言张骞使西域还，始得此种。而《神农本草经》已有葡萄，则汉前陇西旧有，但未入关耳。"由此得知中国栽培葡萄历史悠久，品种也多。葡萄属植物全世界约60种，中国约25种。世界栽培品系有欧洲品系（European grape）及美洲品系（Fox grape）两大系统，两系杂交，育种后品种愈多，品质愈优良，其中分食用品系和酿酒品系。葡萄约占全世界水果类生产量的1/4。葡萄是当今世界上人们喜食的果品，在全世界的果品生产中，葡萄的产量及栽培面积一直居于首位。其果实除作为鲜果食用外，主要用于酿酒，还可制成葡萄汁、葡萄干和罐头等食品。

趣闻

锦葵科 Malvaceae

☿ $* K_{5,(5)} C_5 A_{(\infty)} \underline{G}_{(3-\infty)}$

主要特征 **习性**木本或草本，具黏液细胞；韧皮纤维发达。**叶**幼枝、叶表面常有星状毛。单叶互生，常具掌状脉，有托叶。**花**萼片外常有苞片称副萼；雄蕊多数，花丝下部联合成管状单体雄蕊，花药1室，花粉粒大，具刺。**果**蒴果，常裂成分果瓣。

种类分布 75属，约1000种；中国16属，80多种；药用12属，60种。分布于温带和热带地区。

应用 除药用外，本科植物多数花大型，结构特异，色泽艳丽，可供观赏。冬葵茎叶可作为菜蔬食用。草棉为重要的纺织原料。

速记歌诀 锦葵**单体雄蕊**生，花粉有刺为特征。
花萼外套副花萼，单叶有托互生型。

重要药用植物

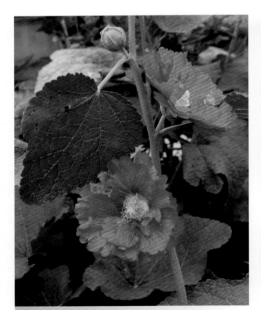

蜀葵 *Althaea rosea* (L.) Cavan
（根药用，能活血、止血）

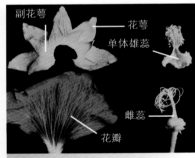

副花萼
花萼
单体雄蕊
雌蕊
花瓣

蜀葵花解剖图

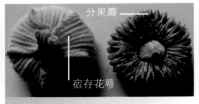

分果瓣
宿存花萼

蜀葵果实

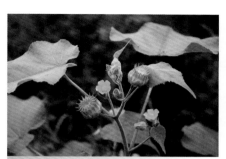
苘麻 *Abutilon theophrasti* Medic.
（种子药用，能清热利湿、解毒退翳）

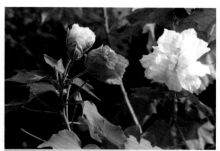
木芙蓉 *Hibiscus mutabilis* L.
（叶、花及根皮药用，能清热凉血、消肿解毒）

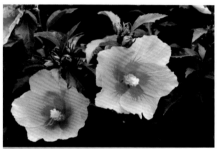
木槿 *Hibiscus syriacus* L.
（根皮能清热凉血、抗癌；花能清热止利）

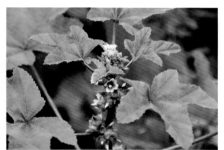
冬葵 *Malva verticillata* L.
（种子药用，能清热利尿、消肿）

其他药用植物

中文名	拉丁名	药名	入药部位	功能
草棉	*Gossypium herbaceum* L.	棉籽	种子	补肝肾，强腰膝
玫瑰茄	*Hibiscus sabdariffa* L.	玫瑰茄	根，种子	利尿，强壮

　　锦葵科植物木芙蓉，其花大艳丽，初开时色白，继转粉红，花谢时转深红，一日三变，十分奇特，故又名"三变花"。此树易植，插枝即活，园林花圃，多有种植。昔日四川成都，遍植芙蓉，故称"蓉城"。现木芙蓉仍为成都的市花，并培育出重瓣芙蓉、早花芙蓉等许多新品种。

趣闻

堇菜科 Violaceae

$\male\female * \uparrow K_{5,(5)} C_5 A_5 \underline{G}_{(3:1)}$

主要特征 **习性** 草本。**叶** 单叶互生或基生，具托叶。**花** 两性，两侧对称，单生；花瓣5，下面1片常扩大而基部有距；子房上位，3个心皮合生，1室，侧膜胎座。**果** 蒴果，常3瓣裂。

种类分布 约22属，900种；中国4属，约124种；药用1属，约50种。分布于热带及温带地区。

应用 除药用外，由于本科植物特别是三色堇花颜色艳丽，花形特异，故大多作为观赏用途。

速记歌诀 堇菜习性常为草，紫花地丁把春报。
瓣五不等有花距，蒴果三裂如船槽。

重要药用植物

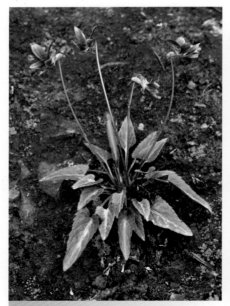

紫花地丁 *Viola yedoensis* Makino
（全草药用，能清热解毒、凉血消肿）

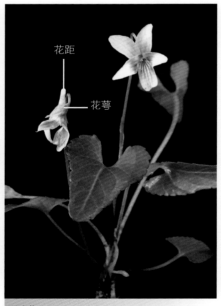

花距

花萼

犁头草 *Viola inconspicua* Blume
（全草药用，能清热解毒）

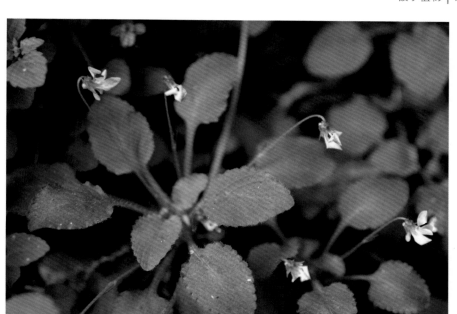

匍茎堇菜 *Viola diffusa* Ging
（全草药用，能清热解毒、凉血消肿）

其他药用植物

中文名	拉丁名	药名	入药部位	功能
戟叶堇菜	*Viola betonicifolia* Smith.	紫花地丁	全草	清热解毒，凉血消肿
箭叶堇菜	*Viola betonicifolia* Smith. subsp.*nepalensis* W. Beck.			
早开堇菜	*Viola prionantha* Bge.			
野堇菜	*Viola philippica* Cav.ssp.munda W.Beck.			

　　紫花地丁的故事：相传以前有两位花郎，常在一起沿村乞讨，日久情深，结拜为兄弟。一天，弟弟手指突发疔疮，疼痛难忍。哥哥焦急如焚，急忙赶到镇上求医。财主见是花郎讨药，便拒之门外。他俩无奈来到镇外，见到一片开满紫花的小草，哥哥顺手采了几朵，放在嘴里嚼嚼，觉得苦苦的。此时弟弟的手指如火烧火燎，哥哥将嘴里嚼的花吐出来，涂在弟弟的指上。弟弟感觉指头凉津津的，心里好受些了。于是他们又采了一些开紫花的小草回去，捣烂敷在指上，同时拿一些煎水喝。过了几天，疔疮就完全好了。后来，花郎就根据那开紫色花小草的叶平铺地面、花梗直立像一颗铁钉的形象，称它为"紫花地丁"。

趣
闻

瑞香科 Thymelaeaceae

☿ $* K_{(4-5)} C_0 A_{4-5,8-10} \underline{G}_{(2:1-2)}$

主要特征 **习性**多为灌木。**茎**富含韧皮纤维。**叶**单叶互生或对生，全缘，无托叶。**花**两性，辐射对称；花萼管状，花瓣状；花瓣缺或退化成鳞片状；雄蕊与萼裂片同数或为其2倍，稀为2枚；子房上位，1~2室，每室胚珠1枚。**果**浆果、核果、坚果或蒴果。

种类分布 约45属，500种；中国9属，约90种；药用7属，40种。分布于热带和温带地区。

应用 除药用外，瑞香科中很多植物的韧皮纤维丰富，如荛花属和结香属等可作为造纸的原料。

速记歌诀 瑞香韧皮纤维多，全缘单叶无叶托。
瓣状花萼合成管，莞香香港因缘合。

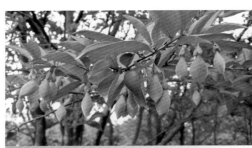

白木香（沉香）*Aquilaria sinensis* (Lour.) Gilg
（含脂木材药用，能行气止痛）

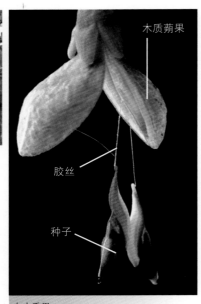

木质蒴果

胶丝

种子

白木香果

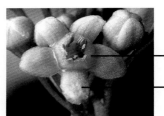

鳞片状花瓣

花萼

白木香花

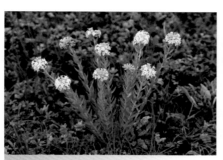

瑞香狼毒 *Stellera chamaejasme* L.
（根药用，能逐水、杀虫）

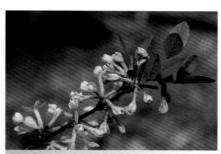

芫花 *Daphne genkwa* Sieb. et Zucc.
（花蕾药用，能泻水逐饮、解毒杀虫）

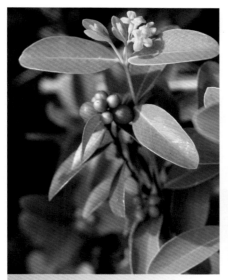

了哥王 *Wikstroemia indica* (L.) C. A. Mey.
（根药用，能消肿散结、泻下、止痛）

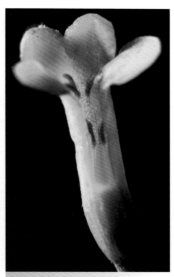

了哥王花解剖图

其他药用植物

中文名	拉丁名	药名	入药部位	功能
黄瑞香	*Daphne giraldii* Nitsche	黄瑞香	根皮及茎皮	麻醉止痛，祛风通络

　　中国香港历史上曾隶属于广东省东莞市，该地曾盛产瑞香科植物白木香，其含树脂的木材用于制线香及其他香料制品，俗称"莞香"，亦可替代进口沉香。香港因其地利，成了莞香的主要转运港口，久而久之，这"运香之港"便被简称为"香港"。

趣闻

胡颓子科 Elaegnaceae

$$\lightning * K_{(2-4)} C_0 A_{4-8} \underline{G}_{(1:1)}$$

主要特征 **习性**木本，全部被银色或褐色的盾状鳞片。**叶**单叶互生，稀对生。**花**两性或单性，单被，单生或排成腋生的总状花序；雄花花萼2~4裂，两性花或雌花花萼管状；雄蕊4~8枚；子房上位，1室。**果**瘦果或坚果，包藏于肉质花被内。

种类分布 3属，50种；中国2属，约41种；药用2属，32种。分布于北半球的温带和亚热带地区。

应用 除药用外，本科植物中有些种类的果实可食用，例如，沙棘（*Hippophae rhamnoides* L.）的果具有较高的食用价值，可用来鲜食和生产果汁饮料、蛋白食品、果酒、果酱等产品。

速记歌诀 胡颓子科为灌乔，叶背多被盾鳞毛。
沙棘果汁营养富，花被肉质坚果巢。

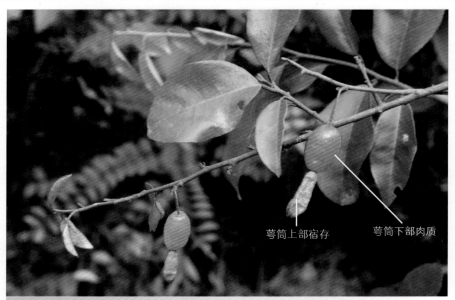

萼筒上部宿存　萼筒下部肉质

胡颓子 *Elaeagnus pungens* Thunb.
（根能祛风利湿、行瘀止血；果能消食止利）

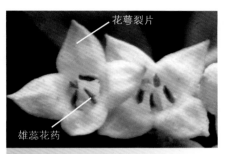

胡颓子雄花

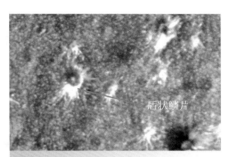

胡颓子叶放大

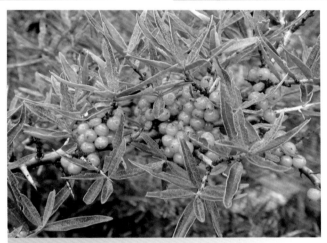

沙棘 *Hippophae rhamnoides* L.
（果实药用，能止咳祛痰、消食化滞、活血散瘀）

其他药用植物

中文名	拉丁名	药名	入药部位	功能
柳叶沙棘	*Hippophae salicifolia* D.Don	沙棘	果	止咳祛痰，消食化滞，活血散瘀
西藏沙棘	*Hippophae thibetana* Schlecht.			
藤胡颓子	*Elaeagnus glabra* Thunb.	胡颓子根	根	祛风利湿，行瘀止血
沙枣	*Elaeagnus angustifolia* L.	胡颓子	果	消食止利

胡颓子科植物胡颓子，秋季开花，继之成果，果叶经冬不凋，春季果子红熟，甘酸可食。古时以其"果叶经冬不凋"之意称"无凋"，后转意称"胡颓子"。又因其果实呈椭圆球形，乳头状，故有"牛奶子""羊奶子"之称。

趣闻

桃金娘科 Myrtaceae

$\male \female$ $* K_{(4-5)} C_{4-5} A_\infty \overline{G}_{(2-5)}, \overline{\overline{G}}_{(2-5)}$

主要特征 **习性**常绿木本，多含挥发油。**叶**单叶对生，全缘，有透明油腺点。**花**雄蕊多数，常成束着生花盘边缘，而与花瓣对生，药隔顶端常有1腺体；心皮2～5个，合生，子房下位或半下位，通常2～5室，每室有1或多枚胚珠，花柱单生。**果**浆果、蒴果，稀核果。

种类分布 约100属，300余种；中国原产有8属，约90种，引入栽培的有8属，约40种；药用10属，31种。主要分布于热带、亚热带地区。

应用 除药用外，本科植物因多含挥发油，故是制备防蚊制品的重要原料，亦为园林驱蚊的绿化树种。

速记歌诀 桃金娘科为木本，透明油点叶片均。
雄蕊多数隔腺体，丁香桉树主力军。

重要药用植物

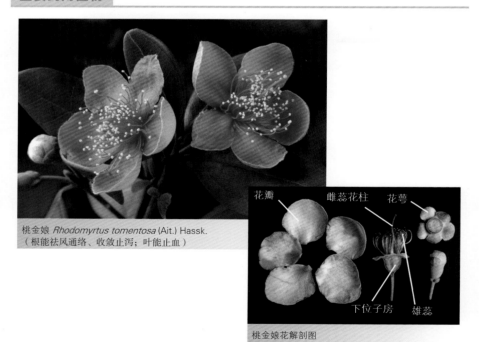

桃金娘 *Rhodomyrtus tomentosa* (Ait.) Hassk.
（根能祛风通络、收敛止泻；叶能止血）

桃金娘花解剖图

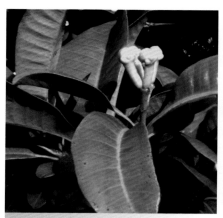
丁香 *Eugenia caryophyllata* Thunb.
（花蕾和果实药用，能温中降逆、补肾助阳）

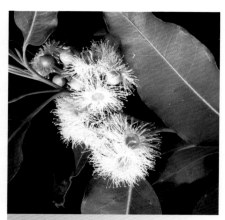
大叶桉 *Eucalyptus robusta* Smith.
（叶药用，能疏风、清热、止痒）

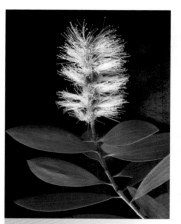
白千层 *Melaleuca leucadendra* L.
（叶药用，能安神镇静）

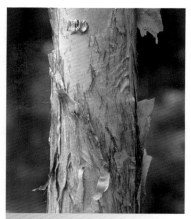
白千层树干

其他药用植物

中文名	拉丁名	药名	入药部位	功能
蓝桉	*Eucalyptus globulus* Labill.	蓝桉	叶	疏风，驱蚊，止痒

主产丁香的坦桑尼亚，把丁香定为国花，该国的奔巴岛是举世闻名的"丁香之岛"，面积900多平方千米，生长着360多万株丁香树。在开花季节，浓香四溢，令人陶醉，被人们誉为"世界上最香的地方"。

趣闻

五加科 Araliaceae

$$⚥ * K_5 C_{5-10} A_{5-10} \overline{G}_{(2-15 : 2-15 : 1)}$$

主要特征 **习性**多年生草本。**茎**常具刺。**叶**多互生，为掌状复叶，少为单叶。**花**小。两性，稀单性，辐射对称；伞形花序或集成头状花序；萼齿5，小形，花瓣5～10，分离；雄蕊5～10枚，生于花盘边缘，花盘生于子房顶部；子房下位，由2～15个心皮合生，通常2～5室，每室1枚胚珠。**果**浆果或核果。

种类分布 约80属，900多种；中国约23属，172种；药用18属，112种。广布于热带和温带地区。

应用 除药用外，本科鹅掌柴属（Schefflera）若干植物因其主干挺直，掌状复叶集生枝顶，叶片常绿，故常为植物园林绿化的应用树种。

速记歌诀 人参三七五加班，掌状复叶伞花妍。
花盘生于子房顶，秋收红色浆果圆。

重要药用植物

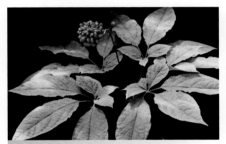

人参 *Panax ginseng* C. A. Meyer
（根药用，能大补元气、生津安神）

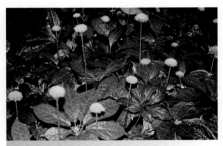

三七 *Panax notoginseng* (Burk.) F.H.Chen
（根药用，能散瘀止血、消肿定痛）

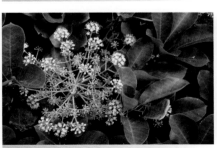

鸭脚木 *Schefflera octophylla* (Lour.) Harms
（树皮或叶药用，能消肿散瘀）

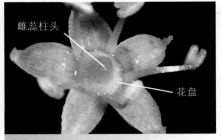

雌蕊柱头

花盘

鸭脚木花

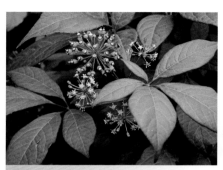

刺五加 *Acanthopanax senticosus* (Rupr. et Maxim.) Harms
（根药用，能补气安神）

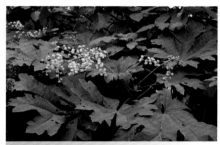

通脱木 *Tetrapanax papyrifera* (Hook.) K. Koch
（茎髓药用，能清热利尿、通气下乳）

其他药用植物

中文名	拉丁名	药名	入药部位	功能
西洋参	*Panax quinquefolium* L.	西洋参	根	补肺，养胃，生津
细柱五加	*Acanthopanax gracilistylus* W.W.Smith.	五加皮	根皮	祛风湿，强筋骨
红毛五加	*Acanthopanax giraldii* Harms	红毛五加皮	茎皮	同细柱五加
三叶五加	*Acanthopanax trifoliatus* (L.)Merr.	三加皮	根皮	祛风湿
无梗五加	*Acanthopanax sessiliflorus* (Rupr. et Maxim.) Seem.	五加皮	根皮	同细柱五加
树参	*Dendropanax dentiger* (Harms) Merr.	半枫荷	根，茎，叶	祛风活络，活血
短柄楤木	*Aralia henryi* Harms	楤木	根状茎	祛风除湿，散寒止痛
食用楤木	*Aralia cordata* Thunb.	土当归	根状茎	祛风除湿，散寒止痛
刺楸	*Kalopanax septemlobus* (Thunb.) Koidz.	川桐皮	树皮	祛风除湿，通络

　　西洋参的发现与流传：1697年，鲍德伦在法国科学院首次宣读了关于中国人参的医疗作用的论文，引起西方人士的注意。1714年，一位英国传教士到中国，对人参极感兴趣，他将中国人参带回英国，又在英国皇家医学会会报上发表了一篇题为《叙述远东人参》的文章，再次引起了欧洲学者的重视。不久，论文传到加拿大魁北克的拉菲太神父手中，他研究了中国人参植物标本后，认为当地森林与中国人参产地自然环境相似，推测当地可能有类似植物生长。于是，他雇佣印第安人在加拿大森林中寻找，按图索骥，历时两年，终于在加拿大南部蒙特利尔的森林中发现了中国人参的近缘植物西洋参。之后，在加拿大东南部、美国东部及北美大西洋沿岸的许多地区，掀起了一股西洋参采掘的热潮，并且将西洋参远销东亚，18世纪西洋参传入中国。

趣
闻

伞形科 **Umbelliferae**

$$\ast K_{(5),0} C_5 A_5 \overline{G}_{(2:2:1)}$$

主要特征 习性 草本，常含挥发油。茎 常中空，有纵棱。叶 互生，叶片分裂或为复叶，少为单叶；叶柄基部扩大成鞘状。花 小，两性。多为复伞形花序，少数为单伞形花序；花萼与子房贴生，萼齿5或不明显；花瓣5，雄蕊5枚，与花瓣互生。心皮2个，合生，子房下位，2室，每室1枚胚珠，子房顶端有盘状或短圆锥状的花柱基（上位花盘），花柱2。果 双悬果。

种类分布 约275属，2900种；中国约95属，540种；药用55属，234种。广布于北温带、亚热带和热带地区。

应用 除药用外，本科植物常含挥发油，可用于提取香精油，另如茴香亦为常用的芳香调味剂。

速记歌诀 伞形花科花细小，果实双悬真奇妙。
叶柄基部成鞘状，根香味辣药效高。

重要药用植物

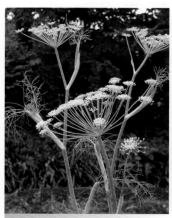

茴香 *Foeniculum vulgare* Mill.
（果实药用，能理气和胃、散寒止痛）

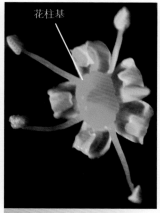

花柱基

茴香花

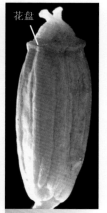

花盘

茴香果

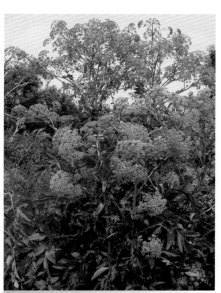

杭白芷 *Angelica dahurica* (Fisch. ex Hoffm) Benth.
et Hook f. var. *formosana* (Boiss.) Shan et Yuan
（根药用，能通窍止痛、消肿排脓）

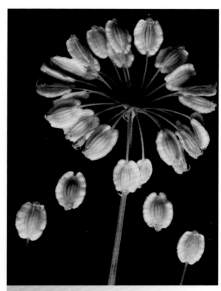

杭白芷（果）

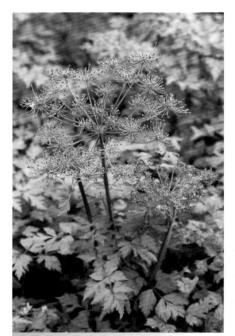

当归 *Angelica sinensis* (Oliv.) Diels
（根药用，能补血、活血、调经、止痛、润肠）

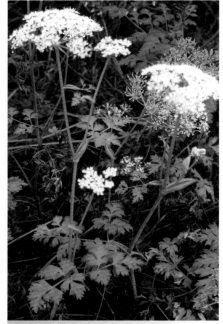

白花前胡 *Peucedanum praeruptorum* Dunn.
（根药用，能散风清热、化痰）

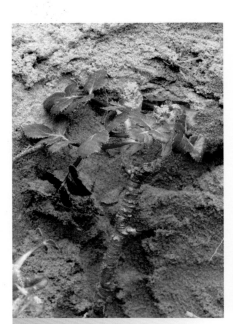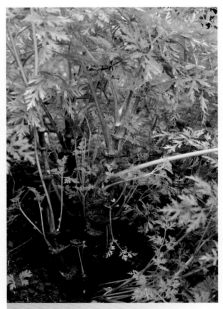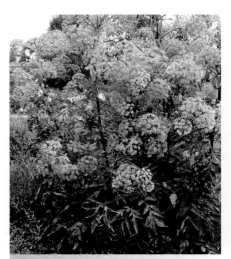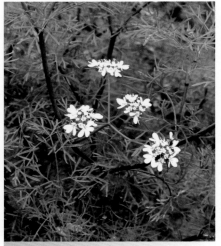

珊瑚菜 *Glehnia littralis* Fr. Schmidt et Miq.
（根药用，能养阴清肺、益胃生津）

川芎 *Ligusticum chuanxiong* Hort.
（根茎药用，能活血行气、祛风止痛）

白芷 *Angelica dahurica* (Fisch. ex Hoffm.)
Benth. et Hook. f.
（根药用，能通窍止痛、消肿排脓）

芫荽 *Coriandrum sativum* L.
（果实药用，能发表透疹、消食利气）

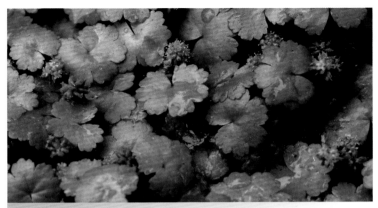

天胡荽 *Hydrocotyle sibthorpoioides* Lam.
（全草药用，能清热除湿、利胆祛痰）

其他药用植物

中文名	拉丁名	药名	入药部位	功能
毛当归	*Angelica pubescens* Maxim.	香独活	根	祛风除湿，通痹止痛
重齿毛当归	*Angelica pubescens* Maxim. f. biserrata Shan et Yuan	川独活	根	祛风除湿，通痹止痛
北柴胡	*Bupleurum chinense* DC.	柴胡	根	疏散退热，疏肝，升阳
狭叶柴胡	*Bupleurum scorzonerifolium* Willd.	南柴胡	根	疏散退热，疏肝，升阳
藁本	*Ligusticum sinense* Oliv.	藁本	根茎	祛风散寒，除湿止痛
羌活	*Notopterygium incisum* Ting ex H.T. Chang	羌活	根茎	祛风散寒，除湿止痛
宽叶羌活	*Notopterygium forbesii* Boiss.	羌活	根茎	祛风散寒，除湿止痛
紫花前胡	*Peucedanum decursivum* (Miq.) Maxim.	前胡	根	散风清热，降气化痰
防风	*Saposhnikovia divaricata* (Turcz.) Schischk.	防风	根	解表祛风，胜湿，止痉
蛇床	*Cnidium momnnieri* (L.) Cuss	蛇床子	果实	温肾壮阳，祛风，杀虫

趣闻

古时有一村民王福靠采药为生。在离家很远的山上有许多药材，但山势险要，虎啸狼嚎，许多人都不敢去。王福却执意要去此山采药，妻子在家天天等，月月盼，谁知王福一去三年仍然没有归来。妻子盼夫心切，积劳成疾，月事不调。疾病严重之际，王福回来了，他从采到的药中，找出一种草药煎汤给妻子喝。1个月之后，妻子的病好了。为了表达妻子对远去丈夫的思念之情，就把此药叫作当归。

山茱萸科 **Cornaceae**

$$⚥ * K_{4-5,0} C_{4-5,0} A_{4-5} \overline{G}_{(2:1-4)}$$

主要特征　**习性**多年生草本。**叶**多对生，少互生或轮生，无托叶。**花**常两性，稀单性，顶生聚伞花序或伞形花序，有时具大苞片，有时花生于叶面中脉上；花萼通常4~5裂或缺；花瓣4~5枚，或缺，雄蕊4~5枚，与花瓣同生于花盘基部；子房下位，2个心皮合生，1~4室，每室1枚胚珠。**果**核果或浆果。

种类分布　13属，100种；中国7属，46种；药用6属，44种。分布于热带和温带地区。

应用　除药用外，本科青荚叶属（Helwingia）植物开花结果于叶片中脉上，故有叶上花或叶上果的异名，别有情趣，具有园林观赏价值。

速记歌诀　乔木灌木山茱萸，辐射对称花整齐。
核果或呈浆果状，聚伞伞形两花序。

重要药用植物

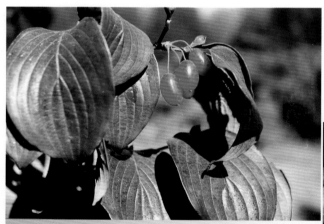

山茱萸 *Cornus officinalis* Sieb. et Zucc.
（果实药用，能补益肝肾、涩精固脱）

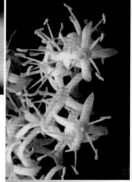

山茱萸花

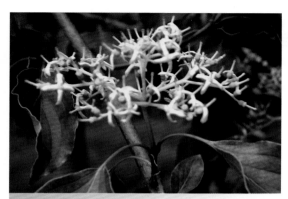

川鄂山茱萸 *Cornus chinensis* Wanger.
（果肉药用，能补益肝肾）

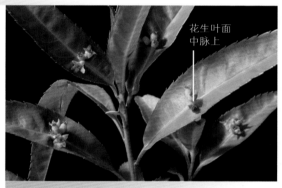

花生叶面
中脉上

中华青荚叶 *Helwingia chinensis* Batal.
（茎髓药用，能活血化瘀、清热解毒）

其他药用植物

中文名	拉丁名	药名	入药部位	功能
青荚叶	*Helwingia japonica* (Thunb.) Dietr.	小通草	茎髓	清热，利尿，下乳
西域青荚叶	*Helwingia himalaica* Clarke	小通草	茎髓	活血化瘀，清热解毒

　　山茱萸是中国传统的扶正驱邪要药，用以补肝益肾。民俗农历九月九日重阳节，全家人扶老携幼，或邀约亲朋好友，人们将茱萸果枝佩插胸前或盛于红囊中，同去登高，以驱邪免灾。唐代诗人王维《九月九日忆山东兄弟》诗曰："独在异乡为异客，每逢佳节倍思亲。遥知兄弟登高处，遍插茱萸少一人。"

　　亦有人考证认为古时重阳节佩插的"茱萸"不是山茱萸，而是芸香科植物吴茱萸，因吴茱萸也是秋季结红色果实，且具浓烈的香气，可做成香囊佩戴。这和端午节悬菖蒲、艾叶相似，符合以芳香驱邪的中国传统习俗，而山茱萸无香气，故认为王维诗中所指当为吴茱萸。

趣
闻

杜鹃花科 **Ericaceae**

$$☿ * K_{(4-5)} C_{(4-5)} A_{8-10,4-5} \underline{G}_{(4-5:4-5)}, \overline{G}_{(4-5:4:5)}$$

主要特征 **习性**多为灌木，常绿。**叶**多互生，单叶。**花**两性，辐射对称或略不对称；花萼常5裂；雄蕊多为花冠裂片的2倍，生于花盘基部，花药2室，多顶孔开裂，有些属常有尾状或芒状附属物；子房上位或下位，多由4～5个心皮合生成4～5室，中轴胎座，每室胚珠常多数。**果**多为蒴果，少为浆果或核果。

种类分布 86属，2800种；中国20属，792种；药用12属，127种。广布于全球，以亚热带地区为最多。

应用 除药用外，杜鹃花是著名的花卉植物，野生种和栽培品种很多。

速记歌诀 杜鹃常绿叶互生，花冠合瓣萼永停。
雄蕊倍瓣插花盘，花药孔裂开室顶。

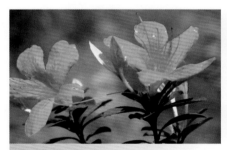

杜鹃 *Rhododendron simsii* Planch.
（根药用，能活血止血、祛风止痛）

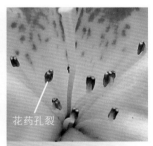

花药孔裂

锦绣杜鹃花局部

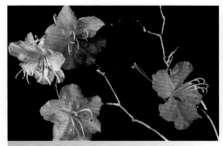

兴安杜鹃 *Rhododendron dahuricum* L.
（叶药用，能祛痰止咳）

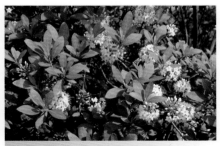

照山白 *Rhododendron micranthum* Turcz.
（叶药用，能祛风通络、止痛、化痰止咳）

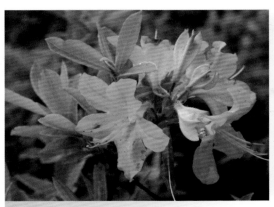

羊踯躅 *Rhododendron molle* G.Don
（花药用，能麻醉、镇痛）

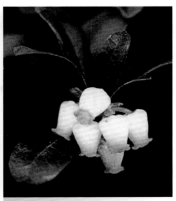

熊果 *Arctostaphylos uva*–ursi (L.)Spreng.
（叶药用，能抗菌消炎）

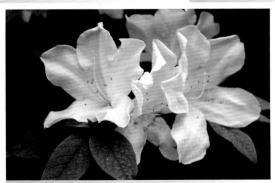

白杜鹃 *Rhododendron pulchrum* Sweet cv. Mucronatum
（花药用，能止血、散瘀）

其他药用植物

中文名	拉丁名	药名	入药部位	功能
烈香杜鹃	*Rhododendron anthopogonoides* Maxim.	白香柴	叶	祛痰止咳，平喘
岭南杜鹃	*Rhododendron mariae* Hance	紫杜鹃	全株	祛痰止咳
滇白珠	*Gaultheria yunnanensis* Rehd.	满山香	全株	祛风湿，舒筋活络，活血

　　杜鹃花的传说：有对准备成亲的新人，男的名叫子规，女的名叫娟子。村里的恶霸看上了娟子，非要娟子嫁他不可。娟子不从，遂自尽。第二年春天，娟子自尽的地方长出了一些洁白的鲜花。子规思念娟子，整天在白花旁转来转去。后来子规不见了，变成了一只鸟，在山中不停地惨叫，叫得嘴都出了血，血滴在花上，花立即变成了鲜红色。由于子规姓杜，人们称颂子规和娟子的忠贞爱情，将此花命名为"杜鹃花"，将此鸟命名为"杜鹃鸟"。

趣闻

紫金牛科 Myrsinaceae

$$☿ * K_{(4-5)} \ C_{(4-5)} \ A_{4-5} \ \underline{G}_{(4-5:1)}$$

主要特征 习性灌木或乔木，稀藤木。叶单叶互生，通常具腺点或脉状腺条纹。花辐射对称，4~5数；萼宿存，常具腺点；雄蕊与花冠裂片同数，与花冠裂片对生；心皮4~5个合生，子房常为特立中央胎座。果核果或浆果，稀蒴果。

种类分布 32属，1000余种；中国6属，130种；药用5属，72种。分布于热带和亚热带地区。

应用 除药用外，本科植物因果实鲜红色，圆珠状，果期长，故是良好的观果物种。

速记歌诀 紫金牛科多木本，叶花腺点均匀分。
鲜红果实圆球状，花冠辐状萼宿存。

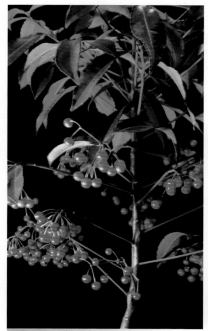

朱砂根 *Ardisia crenata* Sims.
（全株药用，能活血消肿、祛风除湿）

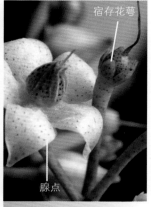

宿存花萼

腺点

朱砂根花

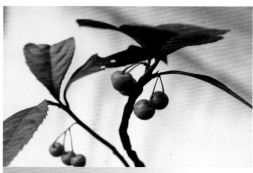
紫金牛 *Ardisia japonica* (Hornsted) Bl.
（全株药用，能祛痰止咳、利湿退黄、止血止痛）

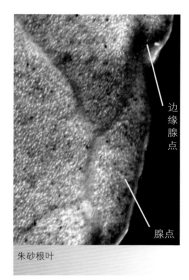
边缘腺点

腺点

朱砂根叶

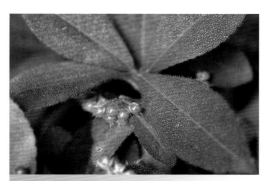
虎舌红 *Ardisia mamillata* Hance
（全株药用，能祛风除湿、活血止血、清热利湿）

其他药用植物

中文名	拉丁名	药名	入药部位	功能
百两金	*Ardisia crispa* (Thunb.) A. DC.	百两金	根，叶	清热利咽，祛痰止咳，舒筋活血
雪下红	*Ardisia villosa* Roxb.	雪下红	全株	祛痰止咳，利湿退黄，止血止痛
当归藤	*Embelia parviflora* Wall.	当归藤	根和老茎	活血通络，接骨止痛
铁仔	*Myrsine africana* L.	铁仔	叶和枝	清热利湿，止咳平喘

趣闻

　　紫金牛根色微紫，为止咳要药。"金牛"是神秘、贵重、紧要的比拟，有不少久咳不愈的病人巧用紫金牛治愈的病例，故有"紫金牛"之称。又因其为草本状小灌木，总是那么小小的，故江浙人习称为"老勿大"。紫金牛矮小，近地生长，叶似茶叶或似青冈树叶，故在华中地区称为"矮地茶""地青冈"。紫金牛全株入药，主治风寒咳嗽，故西南地区称为"矮茶风"。

报春花科 Primulaceae

$$\text{☿} * K_{(5),5} C_{5,0} A_5 \underline{G}_{(5:1:\infty)}$$

主要特征 **习性**草本，偶为亚灌木，常有腺点。**叶**多互生、对生、轮生或全部基生。**花**单生，两性，辐射对称；花萼常5裂，宿存；花冠常5裂；雄蕊与花冠裂片同数而对生，着生花冠管上；子房上位，稀半下位，1室，特立中央胎座，胚珠多数。**果**蒴果。

种类分布 22属，800种；中国12属，534种；药用7属，119种。广布于全球，主要分布于北半球温带及较寒冷地区，有许多为北极及高山类型。

应用 除药用外，本科植物多在早春开花，报知春天来临，报春花花色品种很多，是重要的观赏花卉。

速记歌诀 报春花科五瓣明，雄蕊对瓣冠管生。
花萼永存花柱一，中央胎座子难清。

重要药用植物

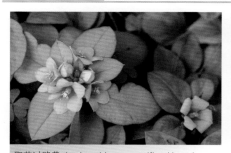

聚花过路黄 *Lysimachia congestiflora* Hemsl.
（全草药用，能祛风、止咳祛痰）

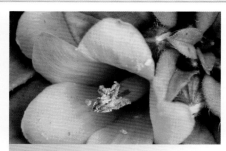

聚花过路黄花

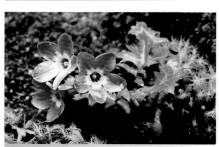

苣叶报春 *Primula sonchifolia* Franch.
（全草药用，能清热利湿）

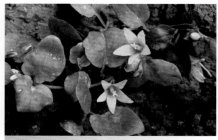

过路黄 *Lysimachia christiae* Hance
（全草药用，能清热利湿、退黄）

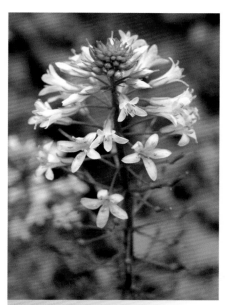

泽珍珠菜 *Lysimachia candida* Linoll.
（全草药用，能清热凉血）

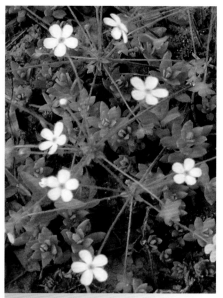

点地梅 *Androsace umbellata* (Lour.) Merr
（全草药用，能清热解毒、消肿止痛）

其他药用植物

中文名	拉丁名	药名	入药部位	功能
毛过路黄	*Lysimachia liui* Chien	金钱草	全草	清热，利胆，排石，利尿
灵香草	*Lysimachia foenum–graecum* Hance	灵香草	全草	祛风湿，止咳，调经
细梗香草	*Lysimachia capillipes* Hemsl.	灵香草	全草	祛风湿，止咳，调经

　　中国各地以金钱草为名的药材种类繁多，由于各地药源和用药习惯不同，常用于治疗结石病的有金钱草、连钱草、广金钱草3种。但据药理实验和临床观察比较而言，金钱草（来源于报春花科植物过路黄）对肝胆结石疗效好；连钱草（来源于唇形科植物活血丹）和广金钱草（来源于豆科植物广金钱草）对泌尿系统结石疗效好。

趣闻

木犀科 Oleaceae

$$\text{☿} * K_{(4)} C_{(4),0} A_2 \underline{G}_{(2:2)}$$

主要特征 **习性**乔木或灌木。**叶**常对生，单叶、三出复叶或羽状复叶。**花**为圆锥、聚伞花序或簇生，极少单生；花两性，稀单性异株；辐射对称；花萼花冠常4裂，稀无花瓣；雄蕊常2枚；子房上位，2室，每室常2枚胚珠，花柱1，柱头2裂。**果**核果、蒴果、浆果、翅果。

种类分布 29属，600种；中国12属，200种；药用8属，89种。广布于亚热带和温带地区。

应用 除药用外，本科植物女贞是常绿阔叶树，常作为行道绿化树种植。连翘、金钟花等灌木，春季繁花似锦，可作为绿篱及庭院观赏植物栽培。

速记歌诀 木犀**木本叶相对，花部二数房上位。**
单叶复叶无托叶，女贞秦皮金银桂。

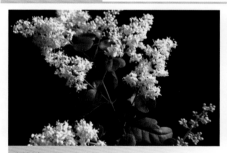

小腊树 *Ligustrum sinense* Lour.
（叶药用，能清热解毒、消肿止痛）

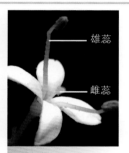

雄蕊

雌蕊

小腊树花

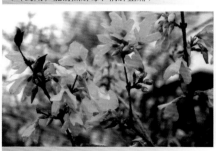

连翘 *Forsythia suspensa* (Thunb.) Vahl.
（果实药用，能清热解毒、消肿散结）

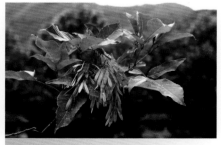

大叶梣 *Fraxinus rhynchophylla* Hance
（树皮药用，能清热燥湿、清肝明目）

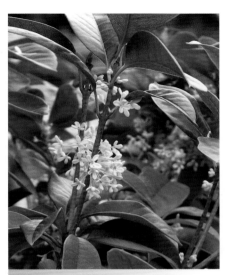

桂花 *Osmanthus fragrans* Lour
（花药用，能化痰止咳）

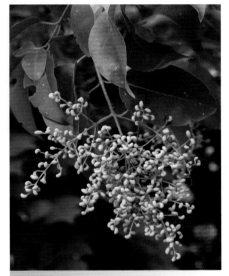

女贞 *Ligustrum lucidum* Ait.
（果实药用，能补肾滋阴、养肝明目）

其他药用植物

中文名	拉丁名	药名	入药部位	功能
梣（白蜡树）	*Fraxinus chinensis* Roxb.	秦皮	树皮	清热燥湿，清肝明目
尖叶梣	*Fraxinus szaboana* Lingelxh			
宿柱梣	*Fraxinus stylosa* Lingelsh. var. *stylosa* (Lingelsh.) chu et J.L. Wu			

　　根据中国神话传说，汉朝河西人吴刚，学仙修道时触犯天条，被罚在月宫砍桂树。但是，不论他怎样砍伐，树总是随砍随合。千万年过去了，吴刚每天都在辛勤地伐树，而那棵神奇的桂树，依然如旧。平常观月时，人们可以看到吴刚弯腰举斧伐桂的影子。每逢中秋佳节，吴刚可以在树下稍稍休息，与人间共度团圆佳节，所以中秋节这一天，人们赏月时看不到吴刚伐桂的影子。

趣
闻

马钱科 Loganiaceae

⚥ $* K_{(4-5)} C_{(4-5)} A_{4-5} \underline{G}_{(2:2)}$

主要特征 **习性**草本，木本，有时攀援状。**叶**单叶，多羽状叶脉，托叶极度退化。**花**两性，辐射对称；花萼4～5裂；花冠4～5裂；雄蕊与花冠裂片同数并与之互生，着生花冠管上或喉部；子房上位，2室，每室多数2枚胚珠。**果**蒴果、浆果或核果。

种类分布 35属，750种；中国9属，63种；药用6属，14种。主要分布于热带、亚热带地区。

速记歌诀 马钱植物多有毒，草本藤本或乔木。
单叶对生花两性，子房上位单花柱。

重要药用植物

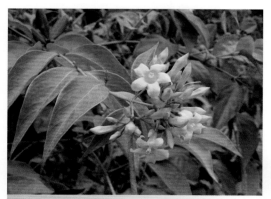

钩吻 *Gelsemium elegans* (Gardn. et Champ.) Benth.
（全株药用，能散瘀止痛、杀虫止痒）

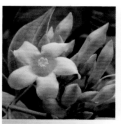

钩吻花

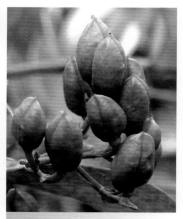

钩吻果

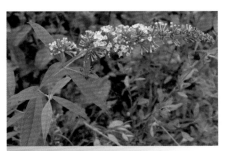

醉鱼草 *Buddleia lindleyana* Fort
（花药用，能活血、消肿）

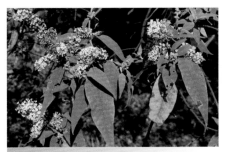

密蒙花 *Buddleia officinalis* Maxim.
（花药用，能清热解毒、明目退翳）

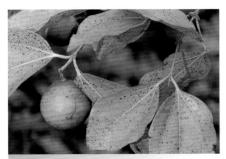

马钱 *Strychnos nux*–vomica L.
（种子药用，能通络、止痛、消肿）

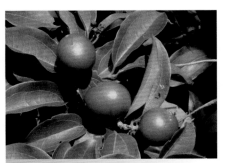

狭花马钱 *Strychnos angustiflora* Bebth.
（种子药用，能通络、止痛、消肿）

其他药用植物

中文名	拉丁名	药名	入药部位	功能
长籽马钱	*Strychnos pierriana* A. W. Hill	番木鳖	种子	通络，止痛，消肿
大叶醉鱼草	*Buddleia davidii* Franch.	醉鱼草	花	活血，消肿

马钱子是一种剧毒中药，但使用得当，对风湿麻木、痹痛、神经痛有很好的治疗作用。曾有单用马钱子巧治截瘫而立竿见影的成功案例。马钱子不良反应表现为口干、头晕、头痛、心慌和胃肠道刺激症状。马钱子中毒则表现为肢体不灵、恐惧、抽搐，最后可因强直性痉挛（角弓反张）反复发作，呼吸肌痉挛性收缩而窒息死亡，千万小心！

趣
闻

龙胆科 Gentianaceae

$$☿ * K_{(4\sim5)} C_{(4\sim5)} A_{4\sim5} \underline{G}_{(2:1)}$$

主要特征 **习性**草本。**茎**直立或攀援。**叶**单叶对生，全缘，无托叶。**花**多集成聚伞花序；花两性，辐射对称；花萼4~5裂；花冠个合瓣，常4~5裂，裂瓣间常有褶瓣；雄蕊4~5枚，着生花冠管上；子房上位，常2个心皮合成1室，有2个侧膜胎座，胚珠多数。**果**蒴果2瓣裂。

种类分布 约80属，800余种；中国19属，358种；药用15属，108种。广布于全球，主产于温带地区。

应用 除药用外，本科植物因其花冠联合成钟状或管状，颜色各异，常于高原草地竞相开放，点缀着茫茫原野，故是重要的野生花卉资源。

速记歌诀 龙胆草本生高原，单叶对生基相连。
花冠合瓣色各异，蒴果开裂成两瓣。

重要药用植物

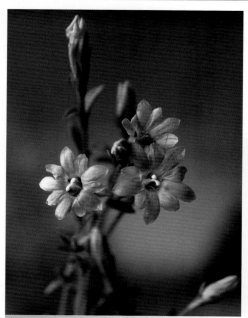

华南龙胆 *Gentiana loureiroi* (G.don) Griseb.
（全草药用，能清热利湿）

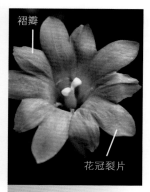

褶瓣

花冠裂片

华南龙胆花

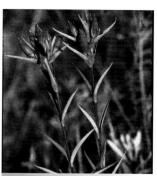

条叶龙胆 *Gentiana manshurica* Kitag.
（根及根茎药用，能清肝利湿）

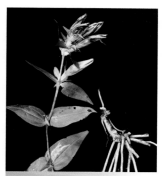

龙胆 *Gentiana scabra* Bge.
（根及根茎药用，能清肝利湿）

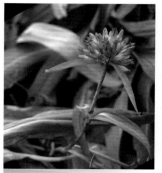

秦艽 *Gentiana macrophylla* Pall.
（根能祛风除湿、退虚热、舒筋止痛）

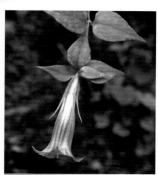

蔓龙胆 *Grawfurdia japonica* Sieb. et Zucc.
（全草药用，能清热利湿、杀虫）

其他药用植物

中文名	拉丁名	药名	入药部位	功能
坚龙胆	*Gentiana rigescens* Franch.	龙胆	根及根茎	清肝利湿
粗茎秦艽	*Gentiana crassicaulis* Duthia ex Burk	秦艽	根	祛风湿，退虚热，舒筋
小秦艽	*Gentiana dahurica* Fisch.	秦艽	根	祛风湿，退虚热，舒筋
瘤毛獐牙菜	*Swertia pseudochinensis* Hara	獐牙菜	全草	利肝胆湿热
青叶胆	*Swertia mileensis* T. N. He et W. L. Shi	青叶胆	全草	利肝胆湿热

　　龙胆科植物多具苦味，特别是根，苦极似胆。中医学认为"苦则泻之"，用之作为泻肝胆实火实热的要药。旧时方术家常对权贵之物"称龙道凤"，以"龙胆"比拟此草本植物根的浓苦味，故称"龙胆草"。

　　龙胆科植物虽是小草，然花较大，呈喇叭状或钟状，多为蓝色，亦有紫色、红色、白色者。龙胆科植物是高山野生花卉的主要成员，在高山草地，常有成片分布的龙胆科植物，或与菊科、豆科、鸢尾科植物混生，开花季节，万紫千红，十分艳丽。

趣
闻

夹竹桃科 Apocynaceae

$* K_{(5)} C_{(5)} A_5 \underline{G}_2, \underline{G}_{(2:1-2)}$

主要特征 **习性**草本或木本，多为木质藤本。**茎**常具白色乳汁或水液。**叶**单叶，多对生或轮生，全缘，常无托叶。**花**单生或多朵组成聚伞花序；花两性，辐射对称；花萼5裂，基部内面常有腺体；花冠合瓣，5裂；花冠喉部常有副花冠或附属体（鳞片或膜质或毛状）；雄蕊5枚，着生花冠管上或花冠喉部；花药常箭头形，具花盘；子房上位，稀半下位，常2个心皮，离生或合生。**果**蓇葖果、浆果、核果、蒴果。**种子**一端常具毛。

种类分布 约250属，2000余种；中国46属，169种；药用35属，95种。多分布于热带、亚热带地区，少数在温带地区。

应用 除药用外，本科植物夹竹桃、长春花等因花色艳、花期长而具观赏价值。

速记歌诀 夹竹桃科**乳汁毒**，竹桃特征一身出。
花色艳丽种有毛，五瓣回旋药箭镞。

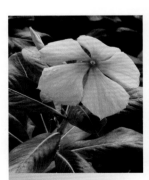

长春花 *Catharanthus roseus*
(L.) G. Don
（全草能抗癌、利尿、降血糖）

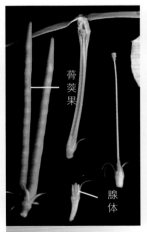

长春花果

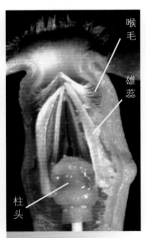

长春花解剖图

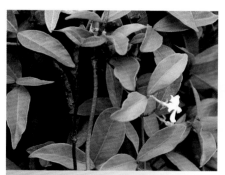

络石 *Trachelospermum jasminoides* (Lindl.) Lem.
（茎叶药用，能祛风湿、凉血、通络）

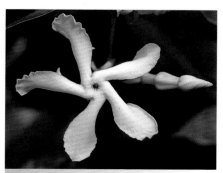

络石花

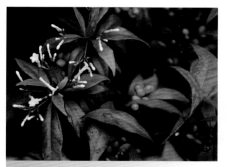

萝芙木 *Rauvolfia verticillata* (Lour.) Baill.
（全株药用，能镇静、降压、活血止痛）

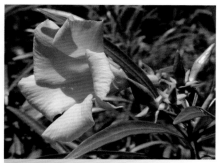

黄花夹竹桃 *Thevetia peruviana* (Pers.) K. Schum.
（种子药用，能强心、利尿、消肿）

其他药用植物

中文名	拉丁名	药名	入药部位	功能
罗布麻	*Apocynum venetum* L.	红麻	全草	利尿，安神，平喘
羊角拗	*Strophanthus divaricatus* (Lour.) Hooks. et Arn.	羊角拗	叶和种子	强心，杀虫，止痒
杜仲藤	*Parabarium micranthum* (DC.) Pierre	红杜仲	树皮	祛风活络，强筋骨

夹竹桃之名因其叶似竹叶，花多为桃红色而似桃花，即夹（兼）有竹和桃的一些特征，故名。夹竹桃和多数夹竹桃科植物一样，花色美丽，常栽培作为园林观赏植物，如夹竹桃、黄花夹竹桃、长春花等，然而这些植物多具白色乳汁，乳汁通常有较强的毒性，应多加注意。

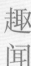

趣闻

萝藦科 Asclepiadaceae

☿ ✳ $K_{(5)}C_{(5)}A_5\underline{G}_{2:1:\infty}$

主要特征 **习性**多为藤本，具乳汁。**叶**单叶对生，少轮生，全缘；叶柄顶端常有腺体；常无托叶。**花**常为聚伞花序；花萼5裂，基部内面常有腺体；花冠5裂，裂片旋转；常具有副花冠，为裂片或鳞片所组成，着生于花冠管上或雄蕊背部或合蕊冠上；雄蕊5枚，与雌蕊贴生成中心柱，称合蕊柱，花药合生成一环而贴生于柱头基部的膨大处，花丝合生成管包围雌蕊，称合蕊冠；花粉结成块状；子房上位，常2个心皮离生。**果**蓇葖果双生，或因一个不育而单生。**种子**多数，顶端具丝状长毛。

种类分布 180属，2200余种；中国44属，245种；药用32属，112种。分布于热带、亚热带、少数温带地区。

应用 除药用外，本科植物因花形及结构特殊，如马利筋、白薇等，故可作为观赏植物。

速记歌诀 萝藦有乳花聚伞，花粉块状副花冠。
果如牛角子有毛，花柱相连柱盘圆。

重要药用植物

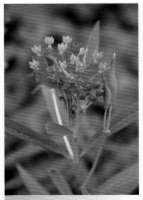

马利筋 *Asclepias curassavica* Linn.
（全草药用，能退虚热、消肿止痛）

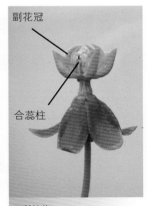

副花冠

合蕊柱

马利筋花

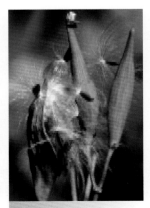

马利筋果

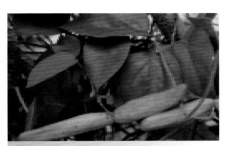

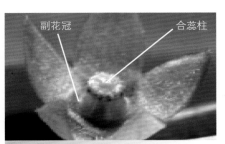

卵叶娃儿藤 *Tylophora ovata* (Lindl.) Hook. et Steud
（全草药用，能祛风除湿）

卵叶娃儿藤花

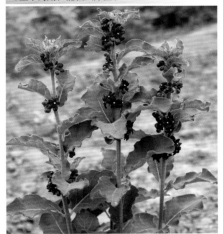

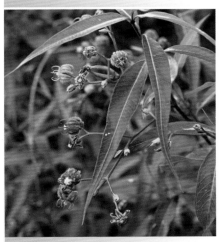

白薇 *Cynanchum atratum* Bunge
（根及根茎药用，能清热、凉血、利尿）

杠柳 *Periploca sepium* Bunge
（根皮药用，能祛风除湿、强壮筋骨、利水消肿）

其他药用植物

中文名	拉丁名	药名	入药部位	功能
蔓生白薇	*Cynanchum versicolor* Bunge	白薇	根及根茎	清热，凉血，利尿
柳叶白前	*Cynanchum stauntonii* (Decne.) Schltr. ex L vi.	白前	根及根茎	化痰止咳，平喘
白前	*Cynanchum glaucescens* (Decne.) Hand. –Mazz.	白前	根及根茎	化痰止咳，平喘
徐长卿	*Cynanchum paniculatum* (Bunge) Kitagawa	徐长卿	全草	消肿止痛，通经活络
白首乌	*Cynanchum auriculatum* Royle ex Wight	白首乌	块根	强筋骨，健脾

杠柳因其双悬的蓇葖果颇似豇豆而从木（蔓生灌木），叶似柳，故名。杠柳主产于中国北方，其根皮的外形和气味类似中国南方主产的五加科的五加皮，有类似五加皮样的祛风湿、利尿功效，故有以此为"北五加皮"替代五加皮药用者。但由于杠柳皮含杠柳毒苷等有毒成分，性能功效上亦不具有五加皮补肝肾、强筋骨的作用。因此，应纠正此混淆现象，杠柳皮不能当作五加皮，应另名为"香加皮"而入药用。

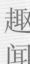

趣闻

旋花科 Convolvulaceae

$$\text{☿} \ * \ K_5C_{(5)}A_5\underline{G}_{(2:1-4)}$$

主要特征 **习性**缠绕草质藤本。**叶**多互生，常单叶。**花**两性，辐射对称；萼片5，常宿存；花冠漏斗状、钟状、罎状，全缘或微5裂开前成旋转状；雄蕊5枚，生于花冠管上，子房上位，常被花盘包围，心皮2个（稀为3～5个），合生成1～2室，有时因假隔膜隔为3～4室；每室有胚珠1～2枚。**果**蒴果，稀为浆果。

种类分布 约56属，1800种；中国22属，约128种；药用16属，54种。主要分布于亚洲和美洲的热带、亚热带地区。

应用 除药用外，本科植物特别是牵牛，因其花大，结构特异，色泽艳丽，故可供观赏。

速记歌诀 旋花植物为藤本，单叶互生总苞存。
五瓣合生漏斗状，牵牛花开色缤纷。

重要药用植物

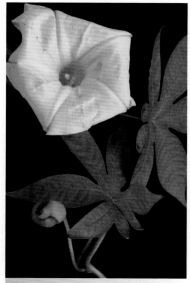

七爪龙 *Ipomoea digitata* L.
（根及叶药用，能清热解毒、利尿消肿）

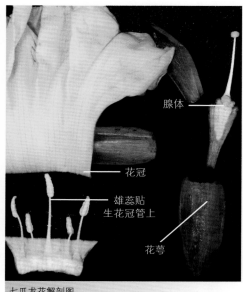

七爪龙花解剖图

腺体

花冠

雄蕊贴生花冠管上

花萼

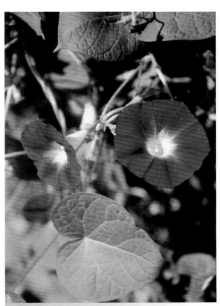

圆叶牵牛 *Pharbitis purpurea* (L.) Voit
（种子药用，能逐水消肿、杀虫）

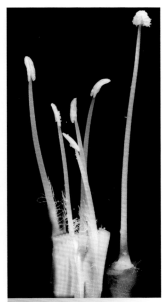

圆叶牵牛花解剖图

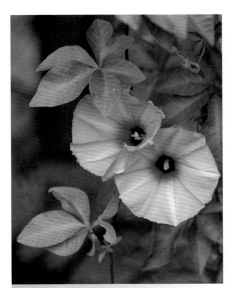

五爪龙 *Ipomoea cairica* (L.) Sweet
（全草药用，能清热、解毒、利尿）

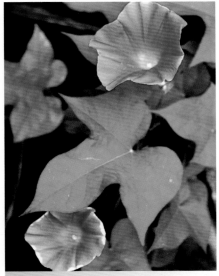

裂叶牵牛 *Pharbitis nil* (L.) Choisy
（种子药用，能逐水消肿、杀虫）

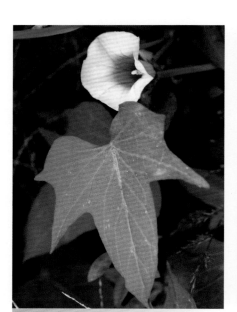

番薯 *Ipomoea batatas* (L.) Lam.
（茎药用，能通乳、排脓）

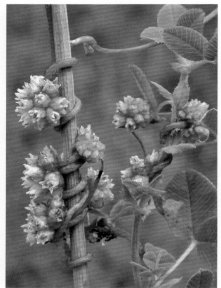

金灯藤 *Cuscuta japonica* Choisy
（种子药用，能补肾固精、养肝明目、止泻、安胎）

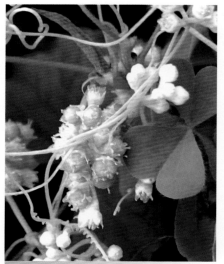

南方菟丝子 *Cuscuta australis* R. Br.
（种子药用，能补肾、明目、益精、安胎）

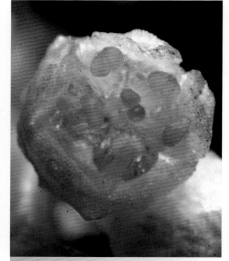

南方菟丝子花

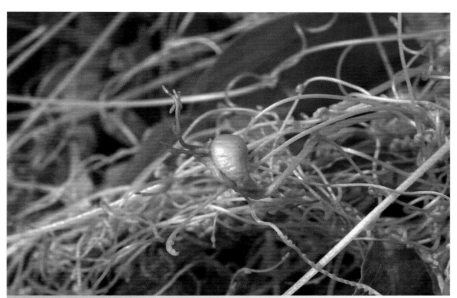

菟丝子 *Cuscuta chinensis* Lam.
（种子药用，能补肾固精、养肝明目、止泻、安胎）

其他药用植物

中文名	拉丁名	药名	入药部位	功能
丁公藤	*Erycibe obtusifolia* Benth.	丁公藤	茎藤	祛风除湿，消肿止痛
光叶丁公藤	*Erycibe scmidtii* Craib	丁公藤	根，茎	祛风除湿，消肿止痛
马蹄金	*Dichondra repens* Forst.	马蹄金	全草	清热利湿，消肿

　　有一位农夫的孩子患了大腹病，肚大如鼓，十分痛苦。大夫给了他一种草药治疗，孩子的腹水慢慢消除，恢复了健康。一家人非常感激，决定让孩子牵了家中最宝贵的牛去送给大夫。当问到大夫给孩子吃的是什么药时，大夫说："是从田野中采来的，还不知道它叫什么名字呢！既然孩子牵着牛来了，这药就叫牵牛吧！"至于这头牛，大夫说什么也不要，农夫只好让孩子牵回来，但这味药物却从此得了牵牛的名字。

趣闻

紫草科 **Boraginaceae**

☿ ✳ $K_{5,(5)} C_{(5)} A_5 \underline{G}_{(2:2-4)}$

主要特征 习性多年生草本。叶单叶互生，多为全缘。花常为单歧聚伞花序；萼片5；花冠管喉部常有附属物；雄蕊5枚，生于花冠管上；子房上位，2心皮子房常4深裂而作4室，花柱生于子房顶部或4分裂子房的基部。果4分小坚果或核果。

种类分布 约100属，2000种；中国51属，约209种；药用21属，62种。分布于温带地区。

应用 除药用外，本科植物如紫草、新疆紫草，因含萘醌类色素，故为提取紫色素的原料。

速记歌诀 紫草单互叶全缘，全株多毛花聚伞。
子房二室或四裂，花冠合瓣存花盘。

重要药用植物

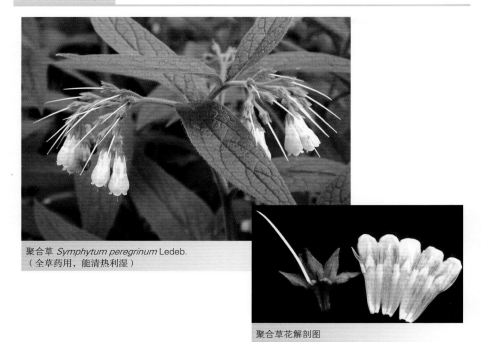

聚合草 *Symphytum peregrinum* Ledeb.
（全草药用，能清热利湿）

聚合草花解剖图

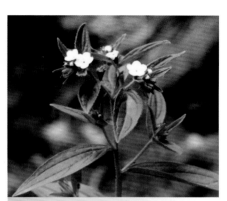
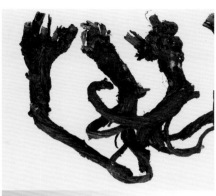

紫草 *Lithospermum erythrorhizon* Sieb. et Zucc.
（根药用，能凉血、活血、解毒透疹）

紫草根

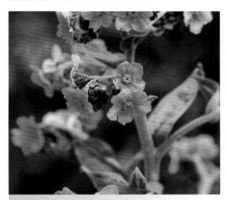
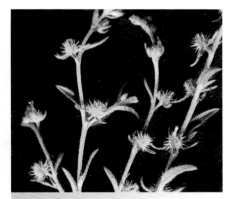

倒提壶 *Cynoglossum amabile* Stapf et T. R. Drumm.
（全草药用，能清热利湿、散瘀止血）

鹤虱 *Lappula myosotis* V. Wolf.
（果实药用，能驱虫、止痒）

其他药用植物

中文名	拉丁名	药名	入药部位	功能
内蒙紫草	*Arnebia guttata* Bunge	紫草	根	凉血，活血，解毒透疹
附地菜	*Trigonotis peduncularis* (Trev.) Benth.	附地菜	全草	治手脚麻木、胸肋骨痛
滇紫草	*Onosma paniculatum* Bur. et Fr.	滇紫草	根	凉血，活血，解毒透疹

　　紫草因根色紫得名。紫草科的若干植物的根含有萘醌类的紫色素，除药用外，因萘醌类的紫色素色泽鲜艳，着色力强，耐热、耐酸、耐光，且有抗菌、促进血液循环的作用，故常用作食用色素、化妆品及染料工业的着色剂。

趣
闻

马鞭草科 **Verbenaceae**

$$\text{☿} \uparrow K_{(4-5)} \ C_{(4-5)} \ A_4 \ \underline{G}_{(2:4)}$$

主要特征 **习性**木本，稀草本，常具特殊气味。**叶**单叶或复叶，常对生。**花**常两侧对称；花萼多宿存，花冠4～5裂，常偏斜或二唇形；雄蕊4枚，常二强；子房上位，稍4裂；花柱顶生，柱头2裂。**果**核果或蒴果状。

种类分布 约80属，3000余种；中国20属，约174种；药用15属，101种。分布于热带和亚热带地区，少数延至温带地区。

速记歌诀 马鞭花序似马鞭，小枝四棱老茎圆。
核果常呈浆果状，全株香气非一般。

重要药用植物

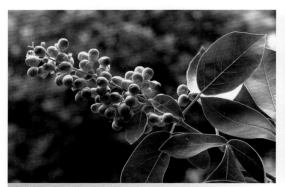

蔓荆 *Vitex trifolia* L.
（果实药用，能疏风清热、清利头目）

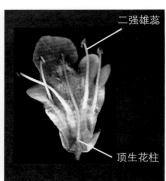

二强雄蕊

顶生花柱

蔓荆花解剖图

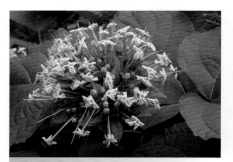

臭牡丹 *Clerodendron bungei* Steud.
（根叶药用，能降压、祛风利湿、活血消肿）

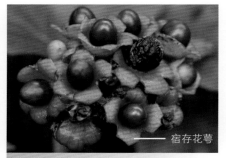

宿存花萼

臭牡丹果

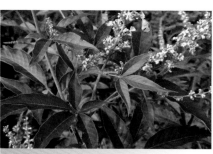

黄荆（黄荆子） *Vitex negundo* L.
（果实药用，能止咳平喘、理气止痛）

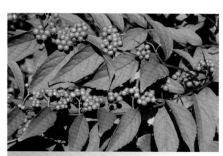

紫珠 *Callicarpa formosana* Rolfe
（叶药用，能止血散瘀、消肿）

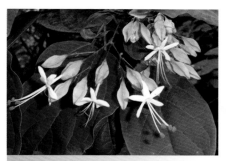

海州常山 *Clerodendrum trichotomum* Thunb.
（根药用，能祛风除湿、降血压）

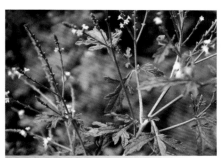

马鞭草 *Verbena officinalis* L.
（全草药用，能清热解毒、利尿消肿）

其他药用植物

中文名	拉丁名	药名	入药部位	功能
大叶紫珠	*Callicarpa macrophylla* Vahl.	紫珠	根、茎和叶	收敛止血，清热解毒
裸花紫珠	*Callicarpa nudiflora* Hook. et Arn.			
单叶蔓荆	*Vitex rotundifolia* L.	蔓荆子	果实	疏风散热，清利头目
			叶	跌打损伤
牡荆	*Vitex negundo* L. var. *cannabifolia* (Sieb. et Zucc.) Hand.–Mazz.	牡荆	根、茎	祛风解表，解毒消肿
			果	止咳平喘，理气止痛
马缨丹	*Lantana camara* L.	五色梅	根	解毒，散结止痛
			枝、叶	祛风止痉，解毒消肿

　　中国不同地区使用的清热解毒药"大青叶"，其来源于4种完全不同科属的植物，即马鞭草科植物大青、十字花科植物菘蓝、蓼科植物蓼蓝、爵床科植物马蓝。后3种植物的叶含有共同的化学成分，即靛蓝（indigo）、靛玉红（indirubin），均可制作青黛。唯马鞭草科大青的叶不含靛蓝、靛玉红，而含山大青苷（cyrtophyllin），大异其趣。

趣闻

唇形科 Labiatae (Lamiaceae)

$$☿ ↑ K_{(5)} C_{(5),(4)} A_{4,2} \underline{G}_{(2:4)}$$

主要特征 **习性**多草本，含挥发油。**茎**四方形。**叶**对生。**花**常为腋生聚伞花序排成轮伞状，再成总状、穗状、圆锥状的混合花序；萼片5裂，宿存；花冠5裂，唇形；雄蕊4枚，二强；雌蕊由2个心皮组成，常4深裂形成假4室，每室1枚胚珠，花柱着生于4裂子房的底部。**果**果实由4枚小坚果组成。

种类分布 约220属，3500种；中国约99属，808种；药用75属，436种。广布于全世界，主产地为地中海及中亚地区。

应用 除药用外，本科植物多含挥发油，如紫苏、薄荷、藿香，可作为芳香调味品食用，薄荷等还是提取香精油的原料。

速记歌诀 唇形花冠蕊二强，茎方叶对气芬芳。
子房四裂小坚果，黄芩丹参薄荷香。

重要药用植物

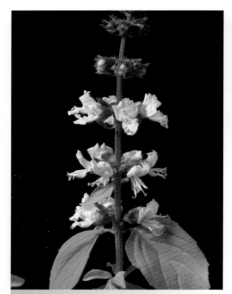

罗勒 *Ocimum basillicum* L.
（全草药用，能健脾化湿、解表）

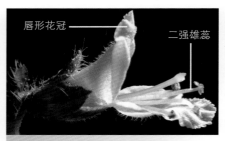

唇形花冠　二强雄蕊

罗勒花

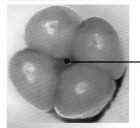

花柱基

罗勒四分小坚果

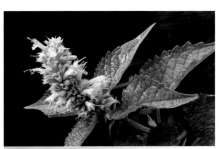

藿香 *Agastache rugosa* (Fisch. et Meyer) O. Ktze
（全草药用，能芳香化湿、健胃止呕、发表解暑）

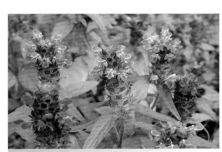

夏枯草 *Prunella vulgaris* L.
（全草药用，能清肝火、散郁结、降压）

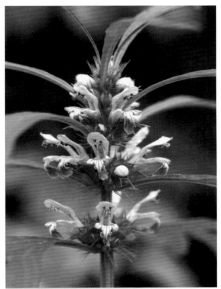

益母草 *Leonurus heterophyllus* Sweet
（全草药用，能活血调经、利尿消肿、清肝明目）

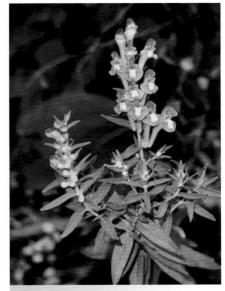

黄芩 *Scutellaria baicalensis* Georgi
（根药用，能清热燥湿、泻火解毒、安胎）

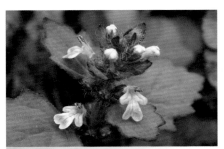

金疮小草 *Ajuga decumbens* Thunb.
（全草药用，能散血消肿、排脓生肌）

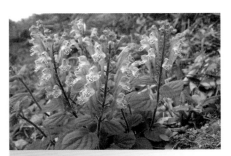

韩信草 *Scutellaria indica* L.
（全草药用，能舒筋、止咳）

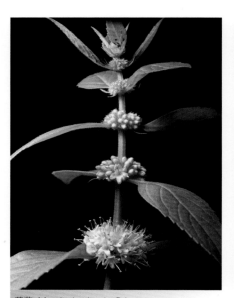

薄荷 *Mentha haplocalyx* Brig.
（全草药用，能疏散风热、清利头目）

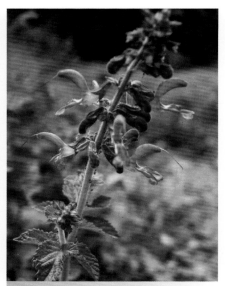

丹参 *Salvia miltiorrhiza* Bunge
（根药用，能活血祛瘀、清心除烦）

其他药用植物

中文名	拉丁名	药名	入药部位	功能
白花益母草	*Leonurus heterophyllus* var. *albiflorus* (Migo) S .Y. Hu	益母草	全草	活血调经，利尿消肿
细叶益母草	*Leonurus sibiricus* L.	益母草	全草	活血调经，利尿消肿
半枝莲	*Scutellaria barbata* D. Don	半枝莲	全草	清热解毒，活血消肿
荆芥	*Schizonepeta tenuifolia* (Benth.) Briq.	荆芥	花序	解表散风，透疹
紫苏	*Perilla frutescens* (L.) Britt.	紫苏	果（苏子）	降气消痰
			叶（苏叶）	解表和胃，解鱼蟹毒
			梗（苏梗）	理气宽中
地瓜儿苗	*Lycops lucidus* Turcz.	泽兰	全草	活血通经，利尿
广藿香	*Pogostemon cablin* (Blanco) Benth.	广藿香	茎叶	芳香化湿，健胃止呕，发表解暑

趣闻

　　薄荷的学名为Mentha，是从希腊神话中而来，冥界之神哈德斯的妻子看见女妖Mentha躺在哈德斯怀里，一气之下，便将女妖变成一棵草，后人便把这种草称为Mentha。在欧洲，薄荷栽种已有1000年以上的历史。在古希腊时代，气味清凉的薄荷香被视为是最能显现男人魅力的香味，因此薄荷极受喜爱而被广为栽培。罗马人则将它当作入浴香料。

茄科 Solanaceae

$\male\female * K_{(5)} C_{(5)} A_{5,4} \underline{G}_{(2:2)}$

主要特征 **习性**草本或木本。**叶**常互生，无托叶。**花**单生、簇生或成总状花序；两性，辐射对称；花萼常5裂，宿存；花冠合瓣成钟状、漏斗状、辐射状，裂片5；雄蕊常5枚，着生在花冠管上；子房上位，由2个心皮合成2室，稀因不完全的假隔膜在下部分隔成假4室，或胎座延伸成假多室；中轴胎座，胚珠常多数。**果**浆果或蒴果。

种类分布 约80属，3000种；中国26属，约107种；药用25属，84种。分布于热带和温带地区。

应用 除药用外，本科曼陀罗属植物因其花大，成钟状、漏斗状或辐射状，故可供观赏。马铃薯是重要食粮，茄子、番茄是常用蔬果，辣椒是常用调味品。

速记歌诀 茄科草木叶常互，叶片斜基托叶无。
五瓣连合萼永存，枸杞番茄辣椒族。

重要药用植物

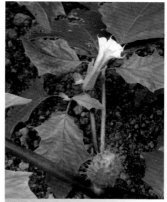

曼陀罗 *Datura stramonium* L.
（花药用，能平喘止咳、镇痛、解痉）

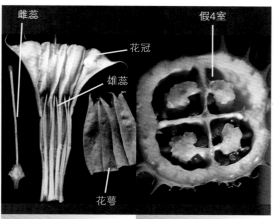

曼陀罗花解剖图　　　曼陀罗果横切面

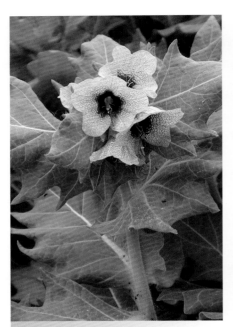

莨菪 *Hyoscyamus niger* L.
（种子药用，能定惊、止痛）

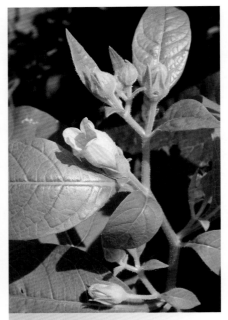

颠茄 *Atropa belladonna* L.
（全草药用，能解痉、止痛）

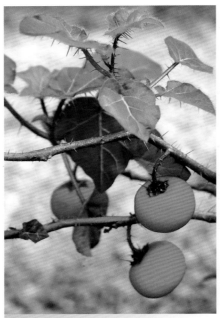

刺颠茄 *Solanum surattense* Burm. f.
（根药用，能镇痉、镇痛）

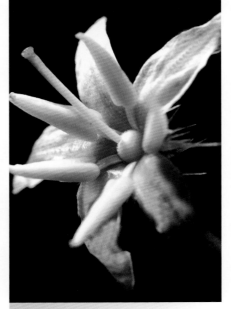

刺颠茄花

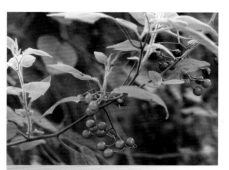

白英 *Solanum lyratum* Thunb.
（全草药用，能清热解毒、息风、利湿）

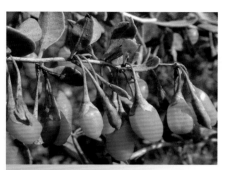

宁夏枸杞 *Lycium barbarum* L.
（果实能滋补肝肾、益精明目）

其他药用植物

中文名	拉丁名	药名	入药部位	功能
洋金花	*Datura metel* L.	洋金花	花	平喘止咳，镇痛，解痉
毛曼陀罗	*Datura innoxia* Mill.	曼陀罗	花	平喘止咳，镇痛，解痉
龙葵	*Solanum nigrum* L.	龙葵	全草	清热解毒，活血消肿
酸浆	*Physalis alkekengi* L. var. *franchetii* (Mast.) Makino	酸浆	全草	清热，利咽，化痰，利尿
枸杞	*Lycium chinense* Mill.	地骨皮	根皮	凉血除蒸，清肺降火
漏斗泡囊草	*Physochlaina infundibularis* Kuang	华山参	根	温中，安神，补虚，定喘
山莨菪	*Anisodus tanguticus* (Maxim.) Pascher	樟柳	根	解痉，活血祛瘀，止血生肌
三分三	*Anisodus acutangulus* C. Y. Wu et C. Chen	三分三	根	解痉，镇痛
马尿泡	*Przewalskia tangutica* Maxim.	马尿泡	根	解痉，镇痛，解毒消肿

　　曼陀罗和火麻一样具有麻醉作用。李时珍在《本草纲目》中描述曼陀罗的麻醉止痛功能说："八月采此花，七月采火麻子花，阴干，等分为末，热酒调服，少顷，昏昏如醉，割疮灸火，宜先服此，则不觉苦也。"

　　枸杞子在远古就被视为灵物，《神农本草经》中将其列为上品，称"久服坚筋骨，轻身不老，耐寒暑"。唐代《保寿堂方》收载一枸杞滋补方，名地仙丹，曰："春采枸杞叶，名天精草。夏采花，名长生草。秋采子，名枸杞子。冬采根，名地骨皮。并阴干，用无灰酒浸一宿，晒露四十九昼夜，待干为末，炼蜜丸，如弹子大，每早晚各用一丸，细嚼……久服可轻身不老，令人长寿。"并称："昔有异人赤脚张，传此方于猗氏县一老人，服之寿百岁，行走如飞，发白反黑，齿落重生，阳事强健。"

趣闻

玄参科 Scrophulariaceae

$\text{☿} \uparrow K_{(4-5)} C_{(4-5)} A_{4,2} \underline{G}_{(2:2)}$

主要特征 **习性**多草本。**叶**多对生。**花**总状或聚伞花序；二唇形；雄蕊着生于花冠管上，多为4枚，二强。子房上位，基部有花盘，心皮2枚，2室，中轴胎座。**果**蒴果。

种类分布 约200属，3000种；中国约60属，634种；药用45属，233种。广布于全球。

速记歌诀 茎方叶对多草本，玄参唇形形相邻。

花柱顶生果二室，多籽蒴果易区分。

重要药用植物

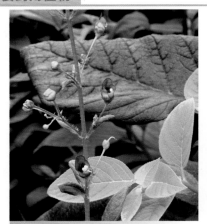

玄参 *Scrophularia ningpoensis* Hemsl.
（根药用，能滋阴降火、消肿散结）

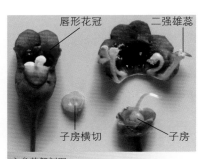

玄参花解剖图

唇形花冠　二强雄蕊
子房横切　子房

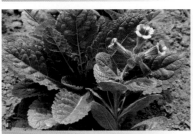

地黄 *Rehmannia glutinosa* (Gaertn.) Libosch.
（根药用，能清热凉血、养阴生津）

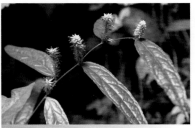

腹水草 *Veronicastrum stenostachyum* (Hensl.) Yam.
（全草药用，能消腹水）

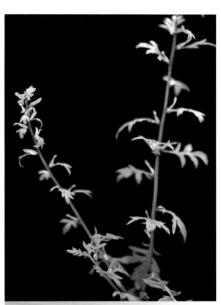

阴行草 *Siphonostegia chinensis* Benth.
（全草药用，能清热凉血、祛风止痛）

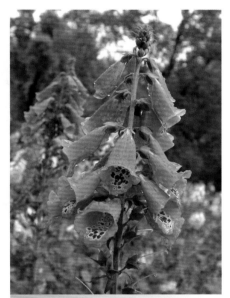

紫花洋地黄 *Digitalis purpurea* L.
（叶药用，能强心、利尿）

其他药用植物

中文名	拉丁名	药名	入药部位	功能
北玄参	*Scrophularia buergeriana* Miq.	玄参	根	滋阴降火，消肿散结
毛花洋地黄	*Digitalis lanata* Ehrh.	洋地黄	叶	强心，利尿
胡黄莲	*Picrorhiza scrophulariiflora* Pennell	胡黄莲	根状茎	清虚热燥湿，消疳

　　地黄饲马的故事：唐宪宗时，有一年大旱，一春无雨，麦苗枯死，秋庄稼被严霜冻毁。百姓过年时连口粮都没有。一次，诗人白居易外出察看，见一些人在田野里采挖一种叫"地黄"的草根，就上前询问，得知穷人挖些地黄卖给富家公子，换一点富人家喂马剩下的饲料充饥。富人家用这地黄喂马，能使马长得膘肥体壮，光可照地。白居易听后，对这种人不如牛马的社会现象甚感不平，当即写下《采地黄者》诗一首，曰："麦死春不雨，禾损秋早霜。岁晏无口食，田中采地黄。采之将何用，持以易糠粮。凌晨荷锄去，薄暮不盈筐。携来朱门家，卖与白面郎。与君啖肥马，可使照地光。愿易马残粟，救此苦饥肠。"

趣闻

爵床科 Acanthaceae

$$\text{⚥} \uparrow K_{(4-5)} C_{(4-5)} A_{4,2} \underline{G}_{(2:2)}$$

主要特征 **习性** 草本或灌木。**茎** 节常膨大。**叶** 单叶对生，叶、茎的表皮细胞常含钟乳体。**花** 两性，两侧对称，每花通常具1苞片和2小苞片；花常为聚伞花序再组成其他花序，少单生或成总状；花萼4～5裂，常为二形或裂片相等；雄蕊2或4枚，4枚则为二强；子房上位，下部常有花盘，2个心皮构成2室，中轴胎座，每室有胚珠2枚或多数。**果** 蒴果背开裂。**种子** 通常着生于胎座的钩状物上。

种类分布 约250属，2500种；中国61属，约178种；药用30属，71种。分布于热带和亚热带地区。

应用 除药用外，本科部分植物因其花形及结构特异，故有观赏价值。

速记歌诀 爵床**苞片多明显，单叶对生唇花冠。**
雄蕊四枚房上位，蒴果棒状裂卷圈。

重要药用植物

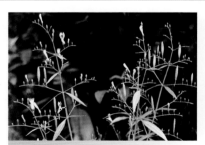

穿心莲 *Andrographis paniculata* (Burm. f.) Nees
（全草药用，能清热解毒、抗菌消炎、消肿止痛）

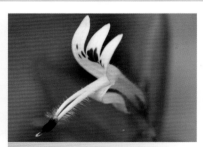

穿心莲花

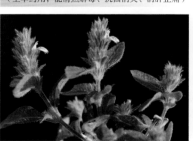

爵床 *Rostellularia procumbens* (L.) Nees
（全草药用，能清热解毒、利尿消肿）

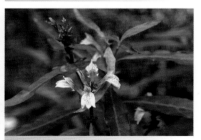

小驳骨 *Gendarussa vulgaris* Nees
（全草药用，能活血祛瘀、祛风除湿）

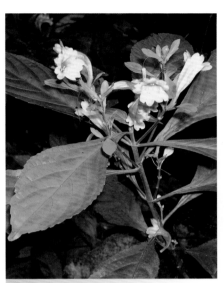

马蓝 *Strobilanthes cusia* (Nees) O. Kuntzens
（叶、根药用，能清热解毒）

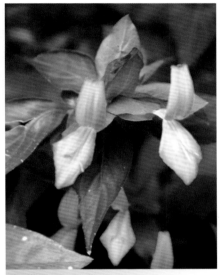

狗肝菜 *Dicliptera chinensis* (L.) Ness
（全草药用，能清热解毒、凉血利尿）

其他药用植物

中文名	拉丁名	药名	入药部位	功能
九头狮子草	*Peristrophe japonica* (Thunb.) Bremek.	九头狮子草	全草	清热解毒，发汗解表
白接骨	*Asystasiella chinensis* (S. Moore) E. Hossain	白接骨	全草	止血，祛瘀，清热解毒

　　板蓝根的故事：从前有个年轻人，他在一个大户人家做工，每日都会到附近的山上砍柴。山上有间"马蓝庙"，庙里住了一个"板蓝和尚"。和尚非常友善，常送汤水给年轻人。年轻人与户主的女儿相爱，可是户主却反对他们来往。和尚知道后，决定把一种神奇药给户主的女儿，帮她制造假死现象，然后年轻人把所爱的人从棺木中救走。和尚还把一种对疫症有效的药根送给他们，让他们过上了幸福的日子。数年后，两人回到寺庙探望和尚，可惜他已经过世。为了纪念这位和尚，两人就把那种药称为"板蓝根"了。

趣闻

茜草科 Rubiaceae

☿ ＊$K_{(4-5)}$ $C_{(4-5)}$ A_{4-5} $\overline{G}_{(2:2)}$

主要特征 **习性**木本或草本。**叶**单叶对生或轮生，常全缘；具各式托叶。**花**二歧聚伞花序排成圆锥状或头状，有时单生。花常两性，辐射对称；花冠4裂或5裂；雄蕊与花冠裂片同数，且互生；子房下位，常2个心皮，合生，常为2室，每室1枚或多数胚珠。**果**蒴果、浆果或核果。

种类分布 约500属，6000种；中国75属，477种；药用59属，213种。广布于热带和亚热带地区，少数分布到温带地区。

应用 除药用外，本科植物栀子花大、芳香，是常见花卉，栀子果实又是提取食用色素的重要原料。咖啡为常用饮品。

速记歌诀 茜草单叶对或轮，托叶型多难区分。

花冠瓣裂四至十，栀子钩藤咖啡因。

重要药用植物

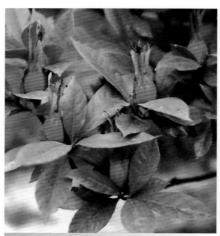

栀子 *Gardenia jasminoides* Ellis
（果实药用，能泻火解毒、清热利湿、利尿）

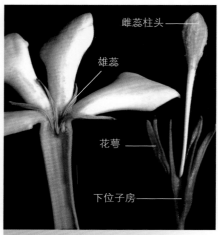

雌蕊柱头——

雄蕊

花萼——

下位子房——

栀子花解剖图

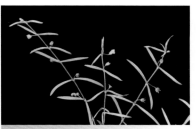

白花蛇舌草 *Hedyotis diffusa* Willd.
（全草药用，能清热解毒、活血散瘀）

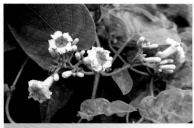

鸡屎藤 *Paederia scandens* (Lour.) Meer.
（全株药用，能消食化积、祛风利湿）

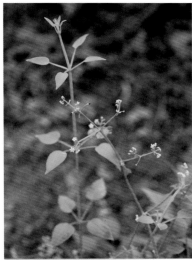

茜草 *Rubia cordifolia* L.
（根药用，能凉血止血、祛瘀通经）

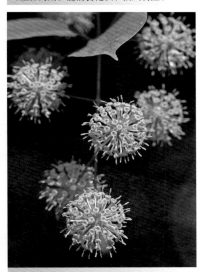

钩藤 *Uncaria rhychophylla* (Miq.) Jacks.
（茎枝药用，能清热平肝、息风定惊）

其他药用植物

中文名	拉丁名	药名	入药部位	功能
红大戟	*Knoxia valerianoides* Thorel	红大戟	块根	泻水逐饮，攻毒，消肿散结
巴戟天	*Morinda officinalis* How	巴戟天	根	补肾壮阳，强筋骨，祛风湿
华钩藤	*Uncaria sinensis* (Oliv.) Havil.	钩藤	茎枝	清热平肝，息风定惊
咖啡	*Coffea arabica* L.	咖啡	果实	兴奋神经，强心，利尿
金鸡纳	*Cinchona ledgeriana* Moens	金鸡纳	树皮	截疟

　　茉莉花原产于印度和阿拉伯国家，主要产在波斯湾附近。希腊首都雅典有茉莉花城的称誉。茉莉花芳香宜人，是提制香精及熏茶的重要香料。中国南方各地多有种植。茉莉花芳香洁白，被视作纯洁的爱情和友谊的象征，人们喜爱将其佩戴，还喜欢把一朵朵鲜花串成花束或花环亲手挂在宾客的脖子上，以示亲善与尊敬。

趣闻

忍冬科 **Caprifoliaceae**

$$\male\female \ast \uparrow K_{(4-5)} C_{(4-5)} A_{4-5} \overline{G}_{(2-5:1-5)}$$

主要特征 **习性**木本，稀草本。**叶**对生，单叶，少为羽状复叶；常无托叶。**花**聚伞花序；花两性，辐射对称或两侧对称；花萼4~5裂；花冠管状，通常5裂，有时二唇形；雄蕊和花冠裂片同数互生，着生于花冠管上；子房下位，2~5个心皮，形成1~5室，通常为3室，每室通常1枚胚珠，有时仅1室发育。**果**浆果、核果或蒴果。

种类分布 约15属，450种；中国12属，约259种；药用9属，106种。分布于北温带地区。

应用 除药用外，本科忍冬属植物金银花，因其叶经冬不凋，花色多变，味香，故是良好的园林廊榭绿化和观赏品种。

速记歌诀 忍冬**银花**同根生，单叶相对托叶空。

花萼五裂房下位，花冠管状裂唇形。

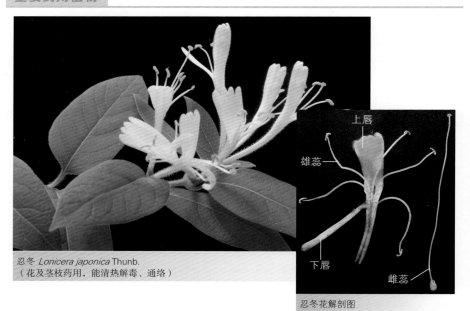

忍冬 *Lonicera japonica* Thunb.
（花及茎枝药用，能清热解毒、通络）

忍冬花解剖图

上唇
雄蕊
下唇
雌蕊

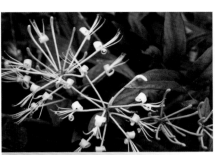

大花忍冬 *Lonicera macrantha* DC.
（花药用，能清热解毒）

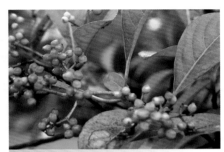

珊瑚树 *Viburnum odoratissimum* Ker-Gawl.
（树皮药用，能祛风、活络）

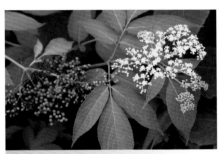

接骨草 *Sambucus chinesis* Lindl.
（全草药用，能散瘀消肿、祛风活络、续骨止痛）

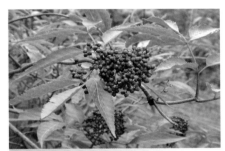

接骨木 *Sambucus williamsii* Hance
（全株药用，能接骨续筋、活血止痛、祛风利湿）

其他药用植物

中文名	拉丁名	药名	入药部位	功能
红腺忍冬	*Lonicera hypoglance* Miq.	金银花	花	清热解毒
毛花柱忍冬	*Lonicera dasystyla* Rehd.	忍冬藤	茎枝	通络
坚荚树	*Viburnum sempervirens* K. Koch	坚荚树	枝、叶、根	消肿止痛，活血散瘀

　　金银花初开时白色，逐渐转黄而至凋萎。开花季节，其枝头上因有黄花与白花共存的情况故名。金银花的叶经冬不凋，故又名"忍冬"。

　　金银花的传说：从前有对夫妻生了一对双胞胎女儿，取名金花、银花。她们渐渐长大，两人感情十分要好。某天，姐姐忽然高热，全身发烫，起红疹，不能下床。大夫诊断她得了当时无药可医的热病。银花寸步不离地守在姐姐身边，眼睛都哭肿了。不久，银花也染病。姐妹俩希望死后变成可治热病的药草，让得热病的人得救。姐妹俩死后葬在一块。一年后，坟上长出一种蔓藤植物。村民想起金银姐妹花的遗言，就用花救治得热病的人，并把这种植物称为"金银花"。

趣闻

败酱科 **Valerianaceae**

$$☿ ↑ K_{5-15, 0} C_{(3-5)} A_{3-4} \overline{G}_{(3:3)}$$

主要特征 **习性**多年生草本，全体通常具强烈臭气或香气。**叶**对生或基生，多为羽状分裂。**花**小，多为两性，稍不整齐；聚伞花序成总状排列；萼各式；花冠筒状，基部通常有偏突的囊或距，上部3～5裂；雄蕊3或4枚，着生于花冠筒上，子房下位，由3个心皮合成3室，仅1室发育，含1枚胚珠，由室顶倒垂。**果**瘦果，有时顶端的宿存花萼成冠毛状，或与增大的苞片相连成翅果状。

种类分布 约13属，400种；中国3属，约40种；药用3属，24种。分布于北温带地区。

速记歌诀 败酱本因酱臭名，房下三室子独生。
聚伞花序瓣蕊四，瘦果具毛或翅增。

重要药用植物

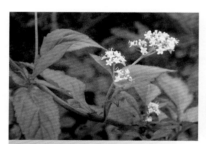

白花败酱 *Patrinia villosa* Juss.
（全草药用，能清热解毒、消肿排脓、祛痰止痛）

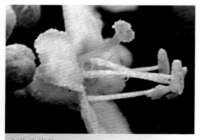

白花败酱花

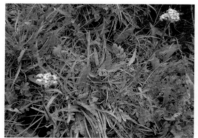

甘松 *Nartostachys chinesis* Batal.
（根状茎及根药用，能理气止痛、开郁醒脾）

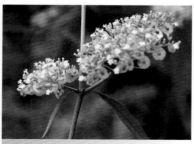

白花败酱花果枝

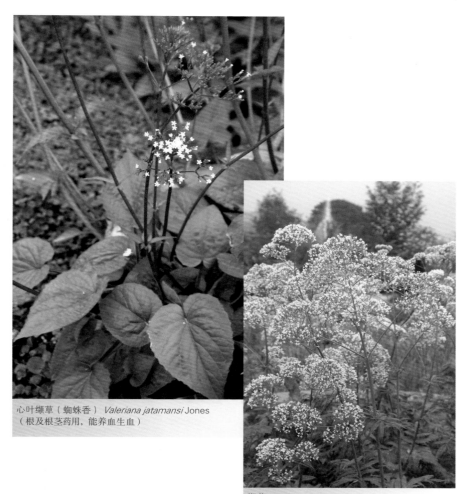

心叶缬草（蜘蛛香） *Valeriana jatamansi* Jones
（根及根茎药用，能养血生血）

缬草 *Valeriana officinalis* L.
（根及根茎药用，能安神、理气止痛）

其他药用植物

中文名	拉丁名	药名	入药部位	功能
黄花败酱	*Patrinia scabiosaefolia* Fisch.	黄花败酱	全草	消肿排脓，祛痰止痛
匙叶甘松	*Nartostachys jatamansi* DC.	甘松	根茎、根	理气止痛，开郁醒脾

　　败酱科植物多有一种类似腐败豆酱的特殊气味，败酱之名由此而得。黄花败酱、白花败酱固然有腐败豆酱的特殊气味，但最为甚者当为败酱科的甘松。甘松浓烈的气味四溢射远，中医以其香烈，作为行气止痛、开郁醒脾之用。

趣闻

葫芦科 Cucurbitaceae

$$\text{☿} * K_{(5)} C_{(5)} A_{5,(3-5)} \quad ♀ * K_{(5)} C_{(5)} \overline{G}_{(3)}$$

主要特征 **习性** 草质藤本。**叶** 互生，常为单叶，掌状分裂，有时为鸟趾状复叶，具卷须。**花** 单性，同株或异株，辐射对称；花萼及花冠裂片5，少为离瓣花冠；雄花：雄蕊3或5枚，分离或各式合生，花药通直或折曲。雌花：子房下位，3个心皮组成1室，侧膜胎座，常在中间相遇，少为3室。**果** 多为瓠果。

种类分布 约113属，800种；中国32属，约155种；药用21属，53种。分布于热带和亚热带地区。

应用 除药用外，本科植物如冬瓜、南瓜、丝瓜等都是重要的瓜类食用植物。

速记歌诀 葫芦全科草藤本，雌雄单性卷须伸。
子房下位结瓠果，西瓜南瓜栝楼君。

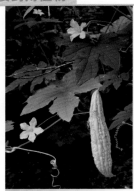

苦瓜 *Momordica charantia* L.
（果实药用，能清热解毒、降血糖）

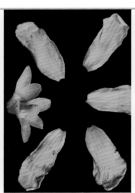

苦瓜雄花解剖图

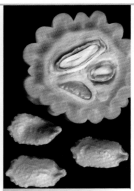

苦瓜果实解剖图

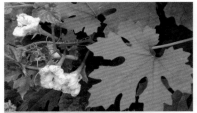

栝楼 *Trichosanthes kirilowii* Maxim.
（果实及根药用，能清热化痰、降火润燥）

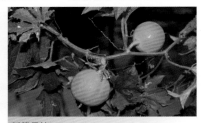

栝楼果枝

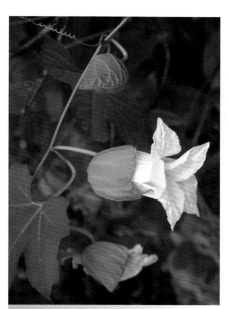

木鳖 *Momordica cochinchinensis* (Lour.) Spreng.
（种子药用，能解毒、消肿、散结）

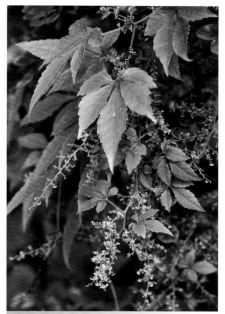

绞股蓝 *Gynostemma pentaphyllum* (Thunb.) Makino
（全草药用，能解毒、止咳化痰）

其他药用植物

中文名	拉丁名	药名	入药部位	功能
双边栝楼	*Trichosanthes rosthornii* Harms	栝楼	果实、根	清热化痰，宽胸散结
雪胆	*Hemsleya chinesis* Cogn.	雪胆	块根	清热利湿，解毒，消肿，止痛
罗汉果	*Siraitis grosvenorii* (Swingle) C. Jeffrey	罗汉果	果实	凉血，润肺止咳，润肠通便
丝瓜	*Luffa cylindrical* (L.) Roem.	丝瓜络	果内维管束	通络，清热化痰
冬瓜	*Benincasa hispida* (Thunb.) Cogn.	果皮	冬瓜皮	清热利尿，消肿
王瓜	*Trichosanthes cucumeroides* (Ser.) Maxim.	王瓜	果实	清热，生津，消瘀，通乳

　　冬瓜的故事：相传神农氏培育了"四方瓜"，即东瓜、西瓜、南瓜与北瓜，并命令它们到所封的地方去生长。南瓜、北瓜和西瓜都到位了，唯独东瓜不从命。神农给它换地方，东瓜却嫌这嫌那，最后还是去了东方。但东瓜却喜欢叫"冬瓜"，神农拿它没办法，只好以后都叫它"冬瓜"。

趣闻

桔梗科 Campanulaceae

☿ ✱ $K_{(5)}C_{(5)}A_5\overline{G}_{(2-5:2-5)}$; $\overline{G}_{(2-5:2-5)}$

主要特征 习性草本，常具乳汁。叶单叶互生，少为对生或轮生。花两性，辐射对称或两侧对称；花萼常5裂，宿存；花冠常钟状或管状，5裂；雄蕊5枚；雌蕊1枚，子房下位或半下位，心皮3个，合生，中轴胎座，3室，胚珠多数。果蒴果，稀浆果。

种类分布 约60属，2000种；中国17属，134种；药用13属，111种。分布于世界各地，以温带和亚热带地区为多。

应用 除药用外，本科植物因其花大而美丽如桔梗，故可作为花卉；或小而奇特如半边莲，故可作为园林地被植物。

速记歌诀 桔梗单叶互或轮，乳汁丰富易区分。

合瓣花冠如钟形，子房下位萼永存。

重要药用植物

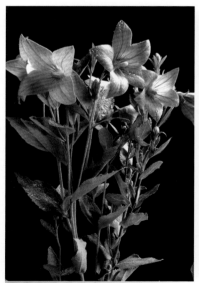

桔梗 *Platycodon grandiflorum* (Jacq.) A. DC.
（根药用，能宣肺祛痰、排脓消肿）

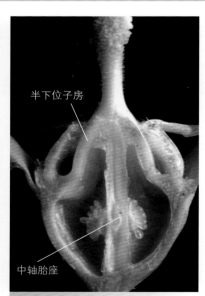

半下位子房

中轴胎座

桔梗子房解剖图

花丝基部扩大

半下位子房

桔梗花解剖图

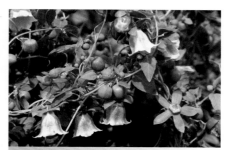
党参 *Codonopsis pilosula* (Franch) Nann f.
（根药用，能补脾益气、生津）

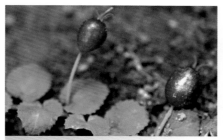
铜锤玉带草 *Pratia nummularia* (Lam.) A. Br. et Aschers.
（全草药用，能消肿、消积、化痰）

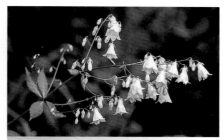
轮叶沙参 *Adenophora tetraphylla* (Thunb.) Fisch.
（根药用，能养阴清肺、祛痰止咳）

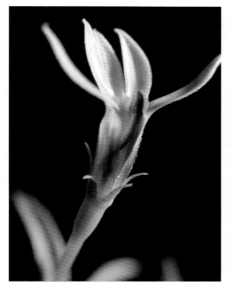
半边莲 *Lobelia chinensis* Lour.
（全草药用，能排脓消肿、利尿、治蛇伤）

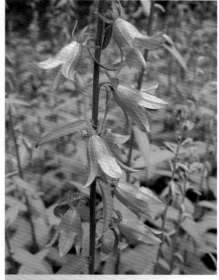
杏叶沙参 *Adenophora stricta* Miq.
（根药用，能养阴清肺、祛痰止咳）

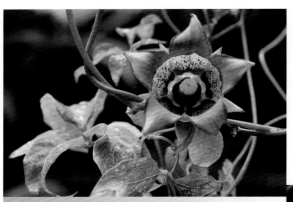

四叶参 *Codonopsis lanceolata* Benth. et Hook. f.
（根药用，能补虚通乳、排脓解毒）

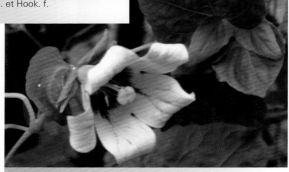

金钱豹 *Campanumoea javanica* (Blume) Hook. f.
（根药用，能补肺止咳、下乳）

其他药用植物

中文名	拉丁名	药名	入药部位	功能
素花党参	*Codonopsis pilosula* var. *modesta* (Nannf.) L.T.Shen	党参	根	补脾益气，生津
管花党参	*Codonopsis tubulosa* Kom.	南沙参	根	养阴清肺，祛痰止咳
宽裂沙参	*Adenophora hunanensis* Nannf.	南沙参	根	养阴清肺，祛痰止咳

　　桔梗科植物"党参"，因原产于山西上党，而根形及功效似人参得名。关于中国历史上有无上党人参，即山西上党是否出产过人参，在学术界曾有过激烈的争论。一种观点认为山西上党出产过人参，现在没有人参是因气候、地理变迁及资源枯竭而消亡。另一种观点认为山西上党从未出产过人参，所谓"古之人参即今之党参"，并有日本学者认为张仲景及唐宋时作为贡品的人参是桔梗科的党参，后对日本正仓院保存的唐代人参进行化学分析，证实为五加科人参，否定了"古之人参即今之党参"一说。

趣
闻

菊科 Compositae (Asteraceae)

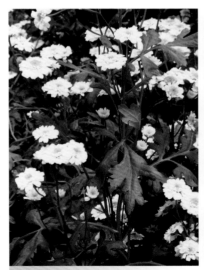

☿ * ↑ $K_0 C_{(3-5)} A_{(4-5)} \overline{G}_{(2:1)}$

主要特征 **习性**常为草本。**叶**单叶互生，有的具乳汁或树脂道。**花**头状花序外为总苞围绕。头状花序可再集成总状、伞房状等复花序。花多两性，少单性或中性。萼片常变为冠毛，或成针状（鬼针草属）、鳞片状（胜红蓟属）或缺（红花属）；花冠合瓣，通常分为管状花、舌状花、假舌状花、二唇形、漏斗状花，以前三类为多。雄蕊常5个，聚药雄蕊；雌蕊由2个心皮合生，1室，子房下位，具一倒生胚珠，柱头2裂。**果**连萼瘦果。

种类分布 约1000属，25000余种，占有花植物的1/10；中国约227属，2323种；药用155属，778种。广布于世界各地，主产于温带地区。

应用 除药用外，本科植物菊花是著名的花卉，栽培品种成百上千，花色花形各异，是中国名花之一。本科莴苣属、蒿属等多种植物又可作为蔬菜。

速记歌诀 菊科**花序头状生，五药连合是特征。**

花冠舌状或管状，萼变冠毛随风升。

重要药用植物

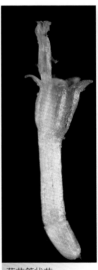

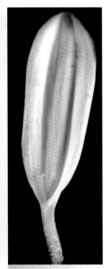

菊花 *Dendranthema morifolium* Ramat.
（花药用，能清热解毒、疏风明目、抗菌）

菊花管状花

菊花舌状花

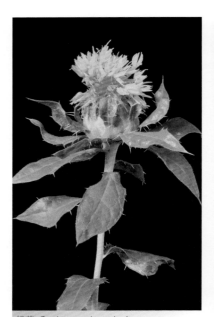

红花 *Carthamus tinctorius* L.
（花药用，能活血通经、祛瘀止痛）

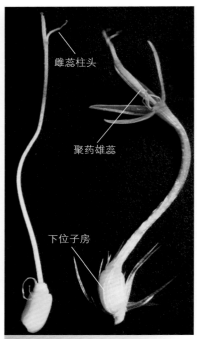

雌蕊柱头

聚药雄蕊

下位子房

红花解剖图

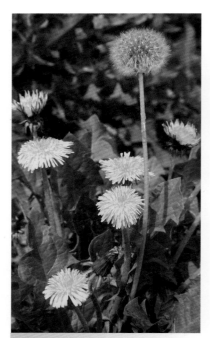

蒲公英 *Taraxacum mongolicum* Hand.–Mazz.
（全草药用，能清热解毒、消肿散结）

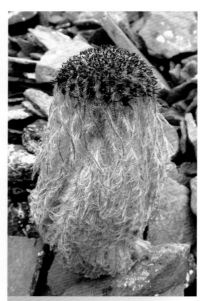

水母雪莲 *Saussurea medusa* Maxim.
（全草药用，能壮阳、调经）

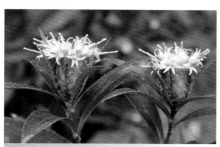

苍术 *Atractylode lancea* (Thunb.) DC.
（根茎药用，能健脾、燥湿、祛风）

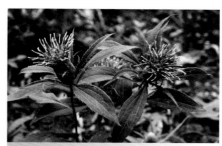

白术 *Atractylodes macrocephala* Koidz.
（根茎药用，能补脾健胃、燥湿化痰）

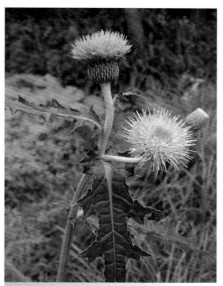

大蓟 *Cirsium japonicum* Fisch. ex DC.
（全草药用，能散瘀消肿、凉血止血）

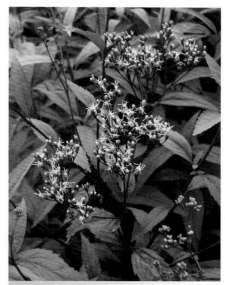

佩兰 *Eupatorium fortunei* Turcz.
（全草药用，能芳香化湿、醒脾、发表清暑）

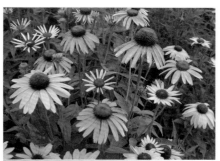

紫锥菊 *Echinacea purpurea* (L.) Moench
（全草或根药用，能增强免疫、抗病毒、抗炎）

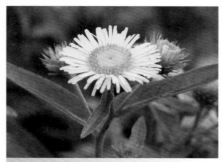

旋覆花 *Inula japonica* Thunb.
（花药用，能化痰降气、软坚行水）

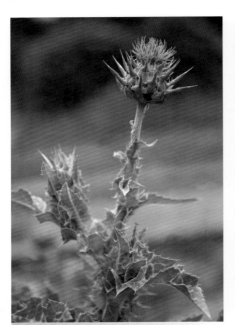

水飞蓟 *Silybum marianum* (L.) Gaertn.
（果实或种子药用，能清热利湿、疏肝利胆）

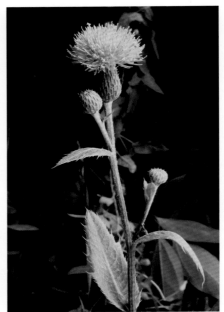

刺儿菜 *Cirsium setosum* (Willd.) MB.
（地上部分药用，能凉血止血、散瘀解毒消痈）

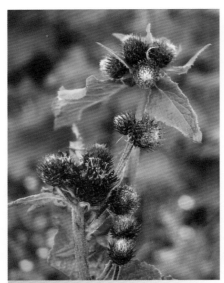

木香 *Aucklandia lappa* Decne.
（根药用，能行气止痛、健脾消食）

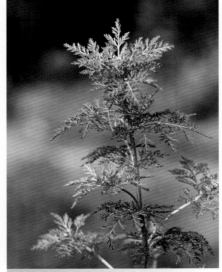

黄花蒿 *Artemisia annua* L.
（地上部分药用，能清虚热、截疟）

其他药用植物

中文名	拉丁名	药名	入药部位	功能
川木香	*Vladimiria souliei* (Franch.) Ling	木香	根	行气止痛，健脾消食
土木香	*Inula helenium* L.	木香	根	行气止痛，健脾消食
艾蒿	*Artemisia argyi* Lévl. et Vant.	艾叶	叶	散寒止痛，温经止血
茵陈蒿	*Artemisia capillaris* Thunb.	茵陈蒿	地上部分	清湿热，退黄疸
祁州漏芦	*Rhaponticum uniflorum* (L.) DC.	祁州漏芦	根	清热解毒，消肿，通乳
紫菀	*Aster tataricus* L. f.	紫菀	根茎及根	润肺，祛痰止咳
蓝刺头	*Echinops latifolius* Tausch.	禹州漏芦	根	清热解毒，消肿，通乳
苍耳	*Xanthium sibiricum* Patr. ex Widd.	苍耳子	果实	散风湿润通鼻
牛蒡	*Arctium lappa* L.	牛蒡子	种子	散风热，透疹，利咽
豨莶草	*Siegesbeckia orientalis* L.	豨莶草	全草	祛风湿，利关节
旱莲草	*Eclipta prostrata* L.	旱莲草	全草	滋补肝肾，凉血止血
鬼针草	*Bidens bipinnata* L.	鬼针草	全草	清热解毒，祛风除湿
千里光	*Senecio scandens* Buch. –Ham.	千里光	全草	清热解毒，明目
苦苣菜	*Sonchus oleraceus* L.	苦苣菜	全草	清热解毒，凉血
苣荬菜	*Sonchus brachyotus* DC.	苣荬菜	全草	清热解毒，消肿排脓

　　菊科最有代表性的植物是菊花。菊花原产于中国，有3000多年的栽培历史，为著名的观赏及药用花卉。菊花寒秋开放，傲立风霜，是品质高傲、坚韧贞洁的象征，古往今来，有多少诗、画对菊花进行赞美、描绘。药用菊花的栽培品种有贡菊、滁菊、亳菊、黄杭菊、白杭菊等，观赏品种有成百上千。

　　至于菊科药用植物的代表者是黄花蒿，从黄花蒿分离的青蒿素是中国首创的新型抗疟疾药，具有高效、速效、低毒等特点，被世界卫生组织认定为21世纪最有效的抗疟疾药之一。在青蒿素的提取过程中，中国科学家先是用传统的有机溶剂提取，但结果不理想；后来翻查由葛洪所著的《肘后备急方》，从书中所载"青蒿一握，以水二升渍，绞取汁，尽服之"中获得启发，青蒿素是不溶于有机溶剂的，后来才分离出青蒿素，并确定了其结构及抗疟性，从此改写了只有生物碱成分才能抗疟疾的历史。

趣
闻

二、单子叶植物 Monocotyledon

本类植物除子叶1枚外，多为须根系；茎中维管束星散排列，无形成层；叶具平行或弧形脉；花各部基数为3，花粉粒具1个萌发孔。

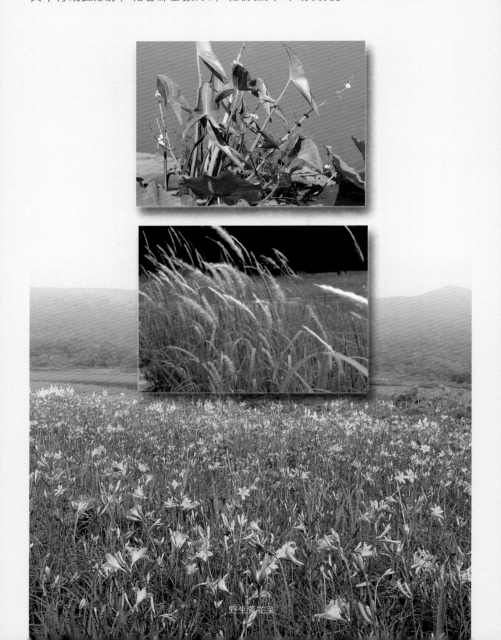

野生黄花菜

泽泻科 Alismataceae

$$\text{⚥}, \text{⚧}, \text{♀} * P_{3+3} A_{6-\infty} \underline{G}_{6-\infty}$$

主要特征 **习性**草本，水生或沼生。**茎**具块茎或球茎。**叶**单叶，常基生，基部鞘状。**花**常轮生于花葶上，组成总状或圆锥花序；花两性或单性，辐射对称；花被片6，外轮3，绿色，萼片状，宿存；内轮3，花瓣状，脱落；雄蕊6枚或多数，心皮6个或多数，分离，常螺旋状排列在突起或扁平的花托上，子房上位，1室；胚珠1或数颗，只有1颗发育。**果**聚合瘦果，每枚瘦果含1枚种子。

种类分布 约11属，100种；中国5属，约18种；药用2属，12种。分布于北半球温带和热带地区。

应用 除药用外，本科植物慈姑的球茎可供食用。

速记歌诀 泽泻沼生或水生，叶具长柄鞘包茎。
块茎球茎多膨大，聚合瘦果胚弯形。

重要药用植物

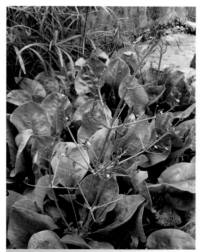

泽泻 *Alisma orientale* (Samuel.) Juzep.
（块茎药用，能利尿、清热解毒）

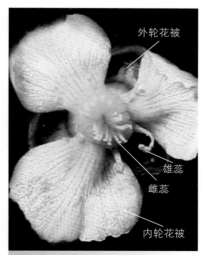

泽泻花

外轮花被
雄蕊
雌蕊
内轮花被

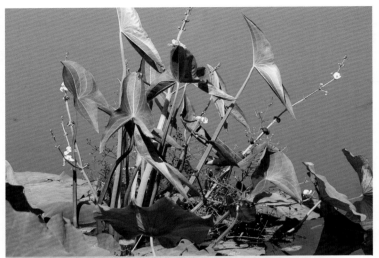

慈姑 *Sagittaria trifolia* L. var. *sinesis* (Sims) Makino
（球茎药用，能清热止血、解毒、消肿散结）

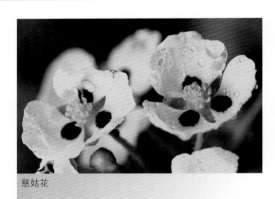

慈姑花

其他药用植物

中文名	拉丁名	药名	入药部位	功能
矮慈姑	*Sagittaria pygmaea* Miq.	小箭	全草	解毒，消肿

泽泻因生长于水泽地旁，又有利水泄热之功，如同泽水流泻，故有其名。泽泻科植物的雄蕊和雌蕊均为多数，离生，螺旋状排列在花托上，形成聚合瘦果，这些特征与双子叶植物纲中较为原始的毛茛科植物相似，而与其他单子叶植物不同，故有学者认为泽泻科起源于毛茛类，是较为原始的单子叶植物。

趣闻

禾本科 Graminee (Poaceae)

$$\text{☿} * P_{2-3} A_{3,1-6} \underline{G}_{(2-3 : 1)}$$

主要特征 **习性**草本（禾亚科）或木本（竹亚科）。**茎**地上茎常称为秆，秆的节与节间区别明显，节间常中空。**叶**单叶互生，成2列；叶鞘包围秆，通常一侧开裂；叶片常狭长，具明显中脉及平行脉；叶舌膜质或退化为一圈毛状物。有的叶鞘顶端两侧各有1叶耳。**花**复合花序，由小穗集成。每小穗有1很短的小穗轴，基部生有2个颖片，下方的称外颖，上方的称内颖，小穗轴上生有1或多朵小花。小花外包有外稃和内稃，外稃较厚硬，顶端或背部常有芒（相当于苞片），内稃膜质，无芒；内外稃间，子房基部，有2枚浆片（花被）；雄蕊3枚，花药发达，花丝细长。雌蕊柱头2，多羽毛状。**果**颖果。

种类分布 约660属，6000种；中国228属，约1200种；已知药用85属，173种。广布于世界各地。

应用 除药用外，本科植物中各种稻、麦、黍类是重要的谷物食粮。竹亚科多种竹类是重要的造纸、竹编及各种竹制品的原料。

速记歌诀 禾本植物脉平行，圆秆有节茎中空。
　　　　　　风媒花小均穗状，禾草竹类颖果同。

重要药用植物

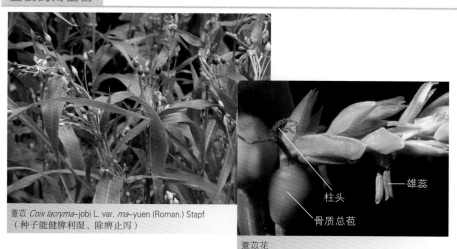

薏苡 *Coix lacryma*-jobi L. var. *ma*-yuen (Roman.) Stapf
（种子能健脾利湿、除痹止泻）

薏苡花
柱头
雄蕊
骨质总苞

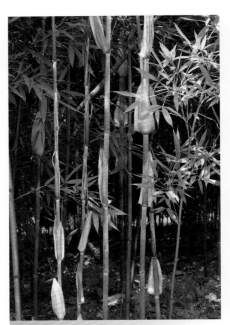

苦竹 *Pleioblastus amarus* (Keng) Keng f.
（叶药用，能清热、除烦）

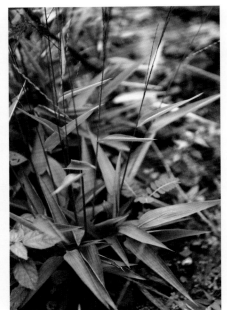

淡竹叶 *Lophatherum gracile* Brongn.
（全草药用，能清热、利尿）

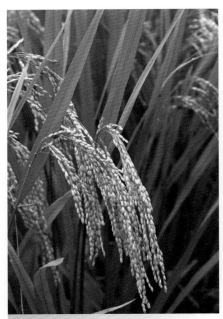

稻 *Oryza sativa* L.
（芽药用，能消食和中、健脾开胃）

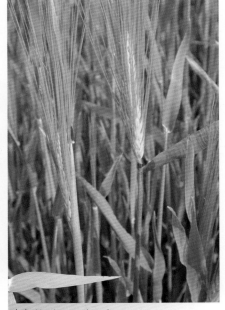

大麦 *Hordeum vulgare* L.
（芽药用，能消食和中、疏肝通乳）

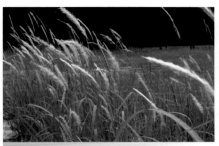

白茅 *Imperata cylindrica* Beauv. var. *major* (Nees) C. E. Hubb.
（根茎药用，能清热、利尿、凉血、止血）

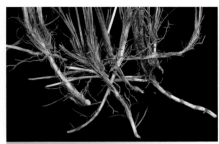

白茅根茎

其他药用植物

中文名	拉丁名	药名	入药部位	功能
芦苇	*Phragmites communis* Trin.	芦苇根	根状茎	清热生津，除烦止呕
玉蜀黍	*Zea mays* L.	玉米须	花柱	清热，利尿，生津
青秆竹	*Bambusa tuldoides* Munro	竹茹	茎的挂绒	清热化痰，除烦止呕
淡竹	*Phyllostachys nigra* var. *henonis* (Mitf.) Stapf ex Rendle	竹茹	茎的挂绒	清热化痰，除烦止呕
大头典竹	*Sinocalamus beecheyanus* var. *pubescens* P. F. Li	竹茹	茎的挂绒	清热化痰，除烦止呕
芸香草	*Cymbopogon distans* (Nees) W. Wate	芸香草	全草	止咳平喘，祛风止痛
香茅	*Cymbopogon citratus* (DC.) Stapf	香茅	全草	祛风除湿，消肿止痛
小麦	*Triticum aestium* L.	浮小麦	果实	止汗，解毒
糯稻	*Oryza sativa* L. var. *glutinosa* Maxim.	糯稻根	根	清血热，利尿生津

　　本科为经济价值最高的一科，如稻、麦、玉米、粟（小米）、高粱等人类的主要粮食作物，甘蔗糖料作物及牧草、竹类等均属本科。其他如造纸、纺织、铺建草皮、保堤护岸、水土保持等方面，禾本科植物也占有相当重要的地位。

　　薏苡除作为健脾利湿中药之外，在许多亚洲国家用薏苡颖果作为念珠和装饰品。人们把种子煮成粥或磨成粉食用，还做成化妆品等。印尼民间用根来驱杀寄生虫。在热带美洲，人们咀嚼叶片，治疗牙痛。近年中国浙江有学者发现薏苡仁油脂有良好的抗癌作用，并开发出康莱特注射液（KLT）供临床试用。

趣闻

莎草科 Cyperaceae

$$\male\female * P_0 A_3 \underline{G}_{(2-3:1:1)} \quad \male * P_0 A_3 \quad \female * P_0 \underline{G}_{(2-3:1:1)}$$

主要特征 **习性**草本。**茎**常具根状茎。秆多实心，通常三棱形，无节。**叶**3列，叶片线形，有封闭的叶鞘。**花**单生于鳞片（颖片）腋内，两性或单性，由2或多朵组成小穗，小穗再集作各式花序，花序下面常有1或多片苞片，苞片呈片状、刚毛状、鳞片状；颖片成2列或螺旋状排列；花被退化为下位鳞片或刚毛或无被；雄蕊常3枚；雌蕊子房上位，由2~3个心皮组成，1室，具1基生胚珠，花柱1，柱头2~3。**果**小坚果，有时被苞片形成的果囊所包裹。

种类分布 约90属，4000种；中国33属，约670种；药用16属，110种。广布于全球。

应用 除药用外，本科植物荸荠的球茎可供食用。

速记歌诀 莎草外貌似禾草，茎有三棱特征翘。

　　　　　　秆多实心无节间，圆锥伞形花序高。

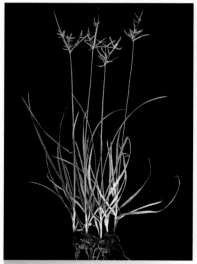

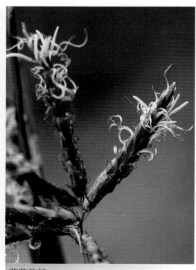

莎草 *Cyperus rotundus* L.
（根茎药用，能行气解郁、调经止痛）

莎草花部

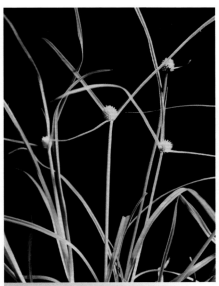

蜈蚣草 *Kyllinga brevifolia* Rottb.
（全草药用，能疏风解表、清热利湿）

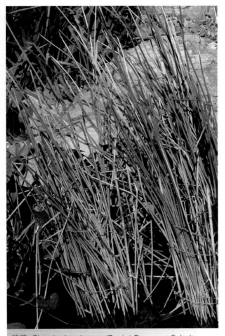

荸荠 *Eleocharis tuberosa* (Roxb.) Roem, et Schult.
（球茎药用，能清热生津、开胃、解毒）

其他药用植物

中文名	拉丁名	药名	入药部位	功能
荆三棱	*Scirpus yagara* Ohwi	三棱	块根	破血祛瘀，行气止痛

关于香附的入药部位，旧说为根。如《名医别录》莎草项记载："用莎草根入药，即香附子。"《本草纲目》香附项记载："其根相附连续而生，可以合香，故谓之香附子。"古时未分别根与根茎，凡生地下者统称为根。及至今日，一般人仍沿袭此说。近现代植物学方有根与根茎的划分。虽生地下，但有茎的特征，即有节，有芽，有退化的叶者归为地下茎类，再依其形态之不同，划分为根茎、块茎、球茎、鳞茎。按此之说，香附的入药部位当为根茎。

趣闻

棕榈科 **Palmae (Arecaceae)**

☿, ☉, ♀ $* P_{3+3} A_{3+3} \underline{G}_{(3:3-1)}$

主要特征 **习性**乔木、灌木，有时为藤本。**茎**通常不分枝。**叶**互生，常聚生茎顶，或在攀援种类中散生茎上；叶常绿，通常大型，掌状或羽状分裂，叶柄基部常有扩大成纤维的鞘。**花**肉穗花大型，常具佛焰苞1或数片；花小，淡绿色，辐射对称，两性或单性，雌雄同株或异株；花被2轮，每轮3片，离生或合生；雄蕊常6枚，少为3枚或多数；心皮常3枚，分离或合生，子房上位，1～3室，每室1枚胚珠。**果**浆果、核果或坚果，外果皮常纤维质。

种类分布 约217属，2500种；中国22属，约72种；药用16属，75种。分布于美洲和亚洲热带地区。

应用 除药用外，棕榈等叶柄鞘纤维是重要的制绳制垫的材料。槟榔、椰子可供食用。

速记歌诀 棕榈**植物热带生，掌叶羽叶四季青。**
肉穗花序佛焰苞，叶柄鞘状为特征。

重要药用植物

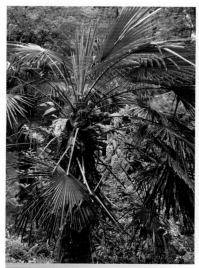

棕榈 *Trachycarpus fortunei* (Hook. F.) H. Wendl.
（炮制后的叶鞘纤维能收敛止血、通淋、止泻痢）

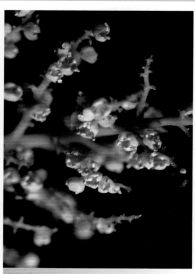

棕榈花

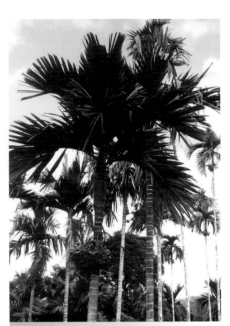

槟榔 *Areca catechu* L.
（果皮药用，能下气、行水、消肿）

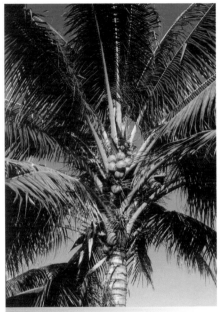

椰子 *Cocos nucifera* L.
（根药用，能止痛止血）

其他药用植物

中文名	拉丁名	药名	入药部位	功能
麒麟竭	*Daemonorops draco* Bl.	血竭	树脂	散瘀，止痛，活血，生新
蒲葵	*Livistona chinensis* (Jacq.) R. Br	蒲葵子，蒲葵炭	种子	抗肿瘤

　　槟榔原产于东南亚，中国已有1500余年的栽培历史，主产于东南亚各国及中国海南、台湾、福建等地。产区民众有嚼食槟榔的习惯，认为有"醒能使醉，醉能使醒，饥能使饱，饱能使饥"的作用。现代研究证明，槟榔有消食、驱虫和缓解精神分裂症的作用，但同时发现久嚼槟榔能导致口腔癌的发生，应予注意。

趣闻

天南星科 Araceae

$$\text{☿} \; P_0 \, A_{(1-8),\,(\infty),\,1-8,\,\infty}, \quad \text{♀} \; P_0 \underline{G}_{(1-\infty\,:\,1-\infty)} \quad \text{☿} \; * P_{4-6} \, A_{4-6} \, \underline{G}_{(1-\infty\,:\,1-\infty)}$$

主要特征 **习性**多草本。**叶**单叶或复叶，叶柄基部常具膜质鞘；网状脉。**花**肉穗花序，具佛焰苞。花两性或单性；单性花雌雄同株（同序）或异株；同序者雌花群在下部，雄花群在上部，雌、雄花间时有中性花（不育雄花）相隔；单性花不具花被，两性花具有4～6个花被。**果**浆果，密集于肉质花序轴上。

种类分布 约115属，2000余种；中国35属，210种；药用22属，106种。主要分布在热带和亚热带地区。

应用 除药用外，本科植物除菖蒲属外，均具有形态、色泽各异的具佛焰苞的肉穗花序，具有一定的观赏价值。水菖蒲、茴香菖蒲、香叶菖蒲等可作为提取芳香油的原料。

速记歌诀 天南星科**网脉**生，肉穗花序焰苞情。
雌雄同株雄居上，浆果累累粒晶莹。

重要药用植物

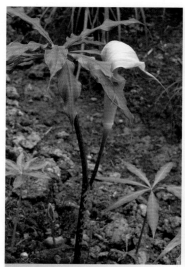

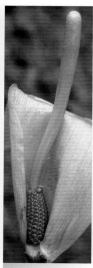

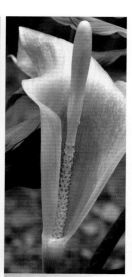

天南星 *Arisaema consanguineum* Schott
（块茎能燥湿化痰、祛风定惊、消肿散结）

天南星雌花序

天南星雄花序

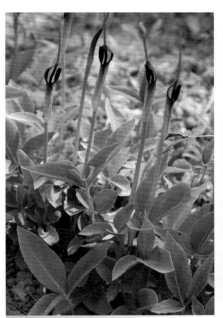

半夏 *Pinellia ternata* (Thunb.) Breit.
（块茎药用，能燥湿化痰、降逆止呕）

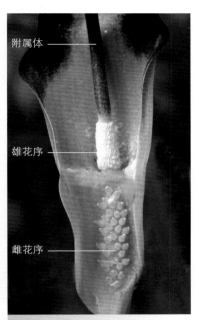

附属体
雄花序
雌花序

半夏花序

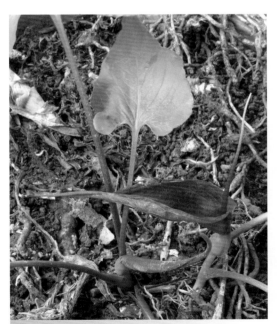

犁头尖 *Typhonium divaricatum* (L.) Decne
（块茎药用，能解毒、治蛇伤）

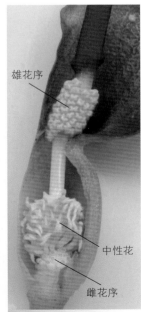

雄花序
中性花
雌花序

犁头尖花序

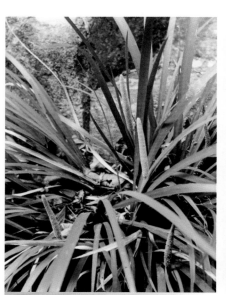

石菖蒲 *Acorus tatarinowii* Schott
（根茎药用，能开窍化痰、理气活血）

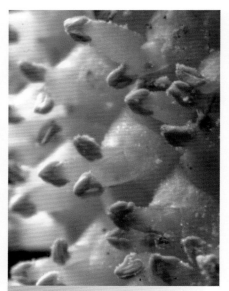

石菖蒲花序局部

其他药用植物

中文名	拉丁名	药名	入药部位	功能
海芋	*Alocasia macrorrhiza* (L.) Schott	广东狼毒	根茎	清热解毒，消肿散结
异叶天南星	*Arisaema heterophyllum* Blume	天南星	块茎	燥湿化痰，祛风定惊
东北天南星	*Arisaema amurense* Maxim.	天南星	块茎	燥湿化痰，祛风定惊
独角莲	*Typhonium giganteum* Engl.	白附子	块茎	祛风痰，定惊止痛
掌叶半夏	*Pinellia pedatisecta* Schott	虎掌半夏	块茎	燥湿化痰，降逆止呕
千年健	*Homalomena occulta* (Lour.) Schott	千年健	根状茎	祛风湿，健筋骨
水菖蒲	*Acorum calamus* L.	水菖蒲	根状茎	开窍化痰，健脾利湿

　　观叶植物种类繁多，其中以天南星科植物为最大宗，也是热带亚热带地区栽植最普遍的种类之一，如马蹄莲、绿帝蔓绿绒、白鹤芋等都是目前市场上畅销的品种。

　　民间传说半夏原本叫白霞。很久以前，一个叫白霞的姑娘，因家境贫穷，常到野地去挖一些植物根来充饥。一天，白霞到野地挖到一种块茎，就试着吃了一点，谁知吃下后吐了起来。她又找来生姜嚼，呕吐止住了，但同时发现往日的咳嗽病也好了。于是，白霞就用这种块茎洗净，连同生姜一起煮汤给乡亲们治咳嗽病，竟然屡治屡效。后人为了纪念她，就把这种药命名为"白霞"。

趣闻

百部科 Stemonaceae

$$\text{☿} * P_{2+2}A_{2+2}\underline{G}, \overline{G}_{(2:1)}$$

主要特征 **习性** 多年生草本或亚灌木。**根及茎** 通常具肉质块根，少为横走的根状茎。**叶** 单叶，互生，对生或轮生，有明显的基出脉和平行、致密的横脉。**花** 两性，辐射对称，花被片4，花瓣状，排为2轮；雄蕊4枚，花药2室，顶端药隔通常延伸于药室之上，呈钻状条形，具附属物或否；子房上位或半下位，1室，胚珠2枚或多数，生于室底或自室顶悬垂，柱头单一或2～3浅裂。**果** 蒴果开裂为2瓣。

种类分布 约3属，30多种；中国2属，11种；药用2属，6种。广布于亚洲东部和南部、澳大利亚及北美洲的亚热带地区。

速记歌诀 百部入药肉质根，主脉三五易区分。
花被四枚常反曲，药隔如尾多展伸。

重要药用植物

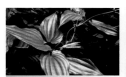

对叶百部 Stemona tuberosa Lour.
（块根供药用，能润肺止咳、杀虫、止痒）

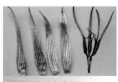

对叶百部花解剖图

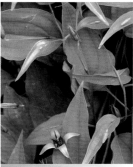

蔓生百部 Stemona japonica (Bl.) Miq.
（块根药用，能润肺止咳、杀虫、止痒）

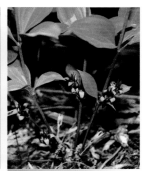

直立百部 Stemona sessilifolia (Miq.)
（块根药用，能润肺止咳、杀虫、止痒）

百部为药名，始载于《本草经集注》，曰："山野处处有，根数十相连，似天门冬而苦强。"《本草纲目》释名曰："其根多者百十连属，如部伍然，故以名之。"

四川民间有用百部根煎水刷牛身，以杀灭牛虱，并呼此药为"牛虱苦"，意指用此药，牛虱苦也。《本草经集注》百部项早有记载："煮作汤，洗牛、犬虱，即去。"《闽东本草》对此亦有"牛虱鬼"的俗称。时地迥异，名效趋同。可见，中医中药确为中国广大民众古往今来长期实践经验之积累。

趣闻

百合科 Liliaceae

$$\male\female \star P_{3+3,\,(3+3)} \; A_{3+3} \; \underline{G}_{(3:3)}$$

主要特征 **习性**多草本。**根及茎**具根状茎、鳞茎或块根。**叶**单叶，互生或基生，少有轮生或对生，叶有时退化为膜质鳞片，茎扁化成叶状枝。**花**序多种；花常两性，辐射对称；花被6片，花瓣状，2轮排列，分离或合生；雄蕊6枚；子房上位，3个心皮生成3室，中轴胎座，胚珠多数。**果**蒴果或浆果。

种类分布 约233属，4000种。中国原产加之引种栽培者合约60属，570种；药用46属，358种。广布于世界各地，以温带和亚热带地区为多。

应用 除药用外，本科植物各种百合及其众多的园艺品种是重要的观赏花卉，百合鳞茎还是副食品。多种芦荟是食用品也是化妆品、护肤品的原料。

速记歌诀 百合花被花冠状，贝母黄精美无双。
瓣蕊俱为三基数，果实有蒴亦有浆。

重要药用植物

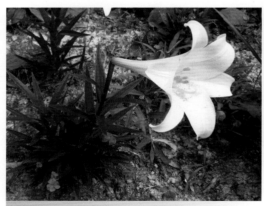

百合 *Lilium brownii* F. E. Brown. var. *viridulum* Backer
（鳞茎药用，能养阴润肺、清心安神）

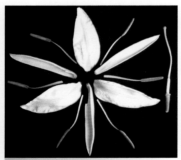

百合花解剖图

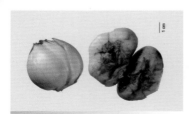

百合的鳞茎

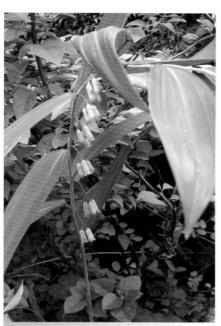

多花黄精 *Polygonatum cyrtonema* Hua
（根茎药用，能补气养阴、健脾润肺）

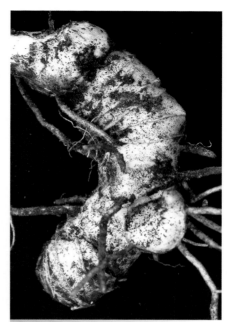

多花黄精根状茎

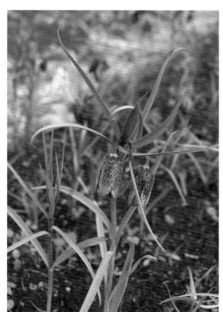

贝母 *Fritillaria cirrhosa* D. Don
（鳞茎药用，能润肺、止咳化痰）

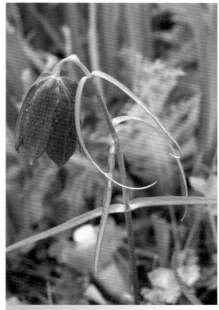

暗紫贝母 *Fritillaria unibracteata* Hsiao et K.C. Hsia
（鳞茎药用，能润肺、止咳化痰）

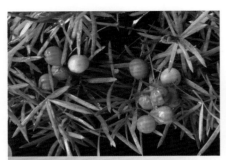

天门冬 *Asparagus cochinchinensis* (Lour.) Merr.
（块根药用，能滋阴润燥、清肺生津）

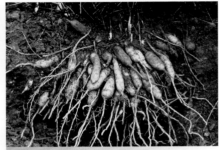

天门冬块根

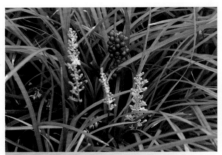

麦冬 *Ophiopogon japonicus* (L. f.) Ker–Gawl
（块根药用，能养阴生津、清心润肺）

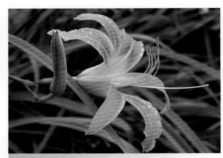

萱草 *Hemerocallis fulva* L.
（块根药用，能健脾、除湿）

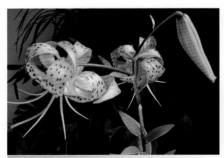

卷丹 *Lilium lancifolium* Thunb.
（鳞茎药用，能养阴润肺、清心安神）

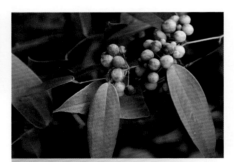

光叶菝葜 *Smilax glabra* Roxb.
（根茎药用，能除湿解毒、利关节）

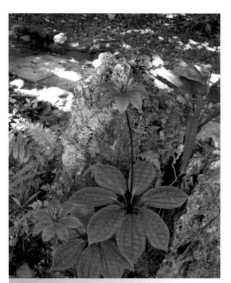

重楼 *Paris polyphylla* Sm.
（根状茎药用，能清热解毒、散瘀消肿）

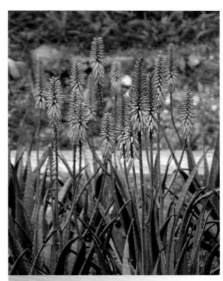

芦荟 *Aloe vera* L.
（叶药用，能清肝热、杀虫、通便）

其他药用植物

中文名	拉丁名	药名	入药部位	功能
玉竹	*Polygonatum odoratum* (Mill.) Druce	玉竹	根状茎	养阴润肺，生津止渴
浙贝母	*Fritillaria thunbergii* Miq.	浙贝	鳞茎	清热化痰，开郁散结
甘肃贝母	*Fritillaria przewalskii* Maxim.	川贝	鳞茎	润肺，止咳化痰
梭砂贝母	*Fritillaria delavayi* Franch.	川贝	鳞茎	润肺，止咳化痰
平贝母	*Fritillia ussuriensis* Maxim.	平贝母	鳞茎	润肺，止咳化痰
知母	*Anemarrhena asphodeloides* Bge.	知母	根状茎	清热，除烦，滋阴
藜芦	*Veratrum nigrum* L.	藜芦	根	催吐，祛痰，杀虫
剑叶龙血树	*Dracaena cochinchinensis* (Lour.) S. C. Chen	血竭	树脂	散瘀止痛，活血生新
海南龙血树	*Dracaena cambodiana* Pierre	血竭	树脂	散瘀止痛，活血生新

　　百合入药早在《神农本草经》中就有记载。百合也是中国传统的名贵花卉，远在南北朝时期即成为宫苑名花。李时珍说："百合之根以众瓣合成也，或曰专治百合病，故名。"这也就是百合名之出典。由于百合的名字有"百事皆合"的吉祥含意，既可当药用，又能做佳肴，还能供观赏，千百年来一直受到人们的喜爱，把它视为纯洁、高尚、健康和幸福的象征。

趣闻

石蒜科 **Amaryllidaceae**

$$☿ * ↑ P_{(3+3),3+3} A_{3+3,(3+3)} \overline{G}_{(3:3)}$$

主要特征　**习性**多年生草本。**茎**具有膜被的鳞茎或根状茎。**叶**基生，常条形。**花**两性，常为伞形花序，有时单生或为其他种花序，花序下有膜质苞片1或数枚成总苞；花两性，辐射对称或两侧对称；花被片6，花瓣状，成2轮排列，分离或下部合生；雄蕊6枚，花丝常分离，少数基部扩大合生成管状的副花冠；子房下位，3室。中轴胎座，每室有胚珠多颗。**果**蒴果或浆果状（仙茅属）。

种类分布　约100属，1200多种；中国约17属，44种；药用14属，20种。广布于热带、亚热带和温带地区。

应用　除药用外，本科植物如石蒜、黄花石蒜、葱莲、赛番红花、水仙、文殊兰、龙舌兰等是常见的观赏花卉。

速记歌诀　石蒜鳞茎叶如线，花序单生常为伞。

　　　　　　花与百合相类似，龙舌仙茅并水仙。

重要药用植物

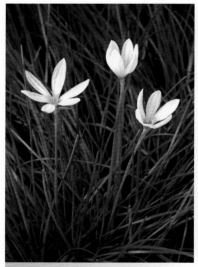

葱莲 *Zephyranthes candida* (Lindl.) Herb.
（全草药用，能平肝息风、散热解毒）

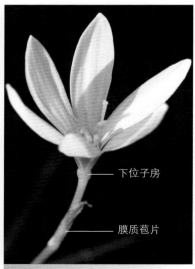

下位子房

膜质苞片

葱莲花

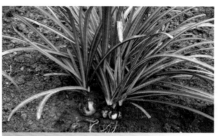

石蒜 *Lycoris radiate* Herb.
（鳞茎药用，能祛痰、催吐、杀虫）

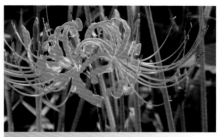

石蒜花

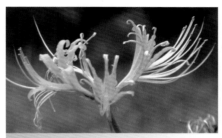

黄花石蒜 *Lycoris aurea* (L Her.) Herb.
（鳞茎药用，能解毒、消肿）

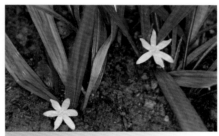

仙茅 *Curculigo orchioides* Gaertn.
（根茎药用，能补肾阳、强筋骨、祛寒湿）

其他药用植物

中文名	拉丁名	药名	入药部位	功能
风雨花	*Zephyranthes grandiflora* Lndl.	风雨花	全草	治疗疮毒、乳痛
金边龙舌兰	*Agave americana* L. var. *marginata* Hort.	龙舌兰	叶	润肺，化痰，止咳
大叶仙茅	*Curculigo capitulata* (Lour.) O. Kuntze.	仙茅	根状茎	补肾阳，强筋骨，祛寒湿
水仙	*Narcissus tazetta* L. var. *chinensis* Roem.	金盏银台	鳞茎	治疮肿

　　水仙的故事：传说宋朝时，福建漳州有母女俩相依为命，生活贫寒，女儿名叫水仙，病得很重，母亲好不容易弄来一碗鸡蛋汤让她喝，水仙却把鸡蛋汤让给门外一个昏倒在地的乞丐喝。乞丐深为水仙的精神所感动，从衣袋里掏出一个像葱头样的东西，对水仙的母亲说："把它栽到水里，用它开的花煎汤给姑娘喝，姑娘就会药到病除。"后来，姑娘的病果然好了。人们为了记住水仙姑娘救人又被人救的感人故事，就把这种花称为"水仙花"。水仙的花煎服确实可治妇人月经不调，但水仙的鳞茎却有毒，只可外用治疮肿。

趣闻

薯蓣科 Dioscoreaceae

$$\text{♂} * P_{(3+3)} A_{3+3} \quad \text{♀} * P_{3+3} \overline{G}_{(3:3:2)}$$

主要特征 **习性**缠绕性草质藤本。**茎**具根状茎或块茎，富含黏液质。**叶**互生，少对生；单叶或为掌状复叶，具网状脉。**花**小，雌雄异株或同株，辐射对称，排成穗状，总状圆锥花序；雄花：花被片6，基部结合，雄蕊6枚，有时其中3枚退化；雌花：花被与雄花相似，子房下位，3个心皮合生，3室，每室2枚胚珠。**果**蒴果有棱形的翅。**种子**常有翅。

种类分布 约5属，750多种；中国仅1属，60种；药用37种。广布于热带和温带地区。

应用 除药用外，本科植物薯蓣、参薯等可供食用。

速记歌诀 薯蓣植物多藤本，叶片互生网脉深。

花小单性三基数，蒴果三室翅三分。

重要药用植物

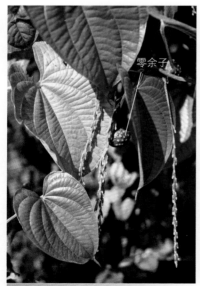

黄独雌株 *Dioscorea bulbifera* L.
（块茎药用，能解毒消肿、化痰散瘀、凉血止血）

零余子

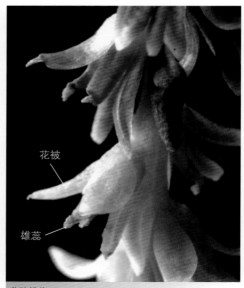

花被

雄蕊

黄独雄花

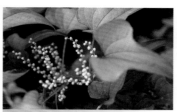

薯蓣 *Dioscorea opposita* Thunb.
（根茎药用，能补脾养胃、生津益肺、补肾涩精）

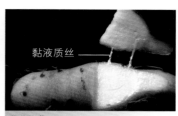

黏液质丝

薯蓣根茎

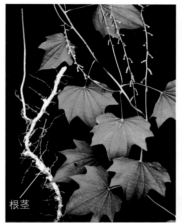

根茎

穿龙薯蓣 *Dioscorea nipponica* Makino
（根茎药用，能祛风湿、舒筋活血）

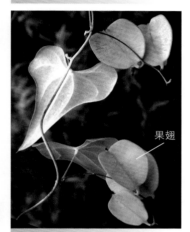

果翅

盾叶薯蓣 *Dioscorea zingiberensis* CH Wright.
（根茎供提取薯蓣皂苷）

其他药用植物

中文名	拉丁名	药名	入药部位	功能
粉背薯蓣	*Dioscorea colletti* Hook. f. var. *hypoglauca* (Palib.) Per et Ting	粉萆薢	根状茎	祛风除湿，利湿祛浊
绵萆薢	*Dioscorea spongiosa* J. Q. Xi, M. Mizono et W. L. Zhao	绵萆薢	根状茎	祛风，利湿
福州萆薢	*Dioscorea futschuensis* Uline			

趣闻

薯蓣原名署预，最早见之于《山海经》，因其根形似芋、味甘如薯而得名，早在周朝时期（公元前约11世纪）就已种植为食。《神农本草经》记载："署预味甘温，补虚羸，除寒热邪气，长肌肉，久服耳目聪明，轻身不饥，延年。"及至唐朝，因唐太宗名豫，避讳而改为薯药；后来到宋英宗时，又因避讳其名曙，此药再次改名为"山药"，近代将其原植物称为"薯蓣"。

山药是一种奇妙的植物，会不停地在茎藤节上长出珠芽，俗称"零余子"，看起来就像长了一个个瘤一样。其实它既可食，又可药用，还是山药的主要繁殖部位。

鸢尾科 Iridaceae

$$⚥ * ↑ P_{(3+3)} A_3 \overline{G}_{(3:3:\infty)}$$

主要特征 **习性**多年生草本。**茎**具根茎、块茎或鳞茎。**叶**多基生，剑形或条形，互生排列成2列，基部常有套叠叶鞘。**花**瓣6枚，2轮排列，基部联合成管；雄蕊3枚；子房下位，中轴胎座，由3个心皮组成3室，每室胚珠多数。**果**瓣裂蒴果。

种类分布 约60属，80种；中国11属，约71种；药用8属，39种。分布于热带和温带地区。

应用 除药用外，本科植物因其花大型，结构特异，色泽艳丽，故可供观赏。

速记歌诀 鸢尾叶片多似剑，基部套叠明显看。
花被六瓣三雄蕊，番红马蔺加射干。

重要药用植物

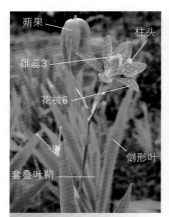

蒴果
柱头
雄蕊3
花被6
剑形叶
套叠叶鞘

射干 *Belamcanda chinensis* (L.) DC.
（根茎药用，能清热解毒、祛痰利咽）

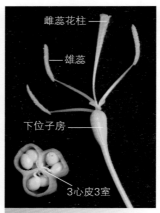

雌蕊花柱
雄蕊
下位子房
3心皮3室

射干花解剖图

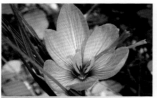

番红花 *Crocus sativus* L.
（花柱及柱头能活血通经、祛瘀止痛）

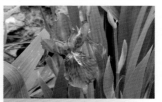

鸢尾 *Iris tectorum* Maxim.
（根茎药用，能活血祛瘀、祛风除湿、消积）

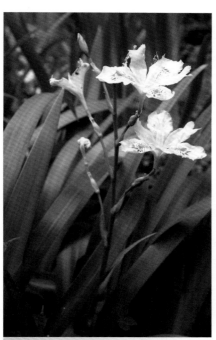

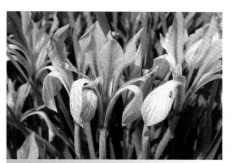

马蔺 *Iris lactea* Pall. var. *chinensis* (Fisch.) Koidz.
（种子药用，能清热凉血，抗癌）

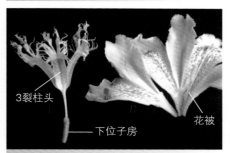

3裂柱头

下位子房

花被

蝴蝶花解剖图

蝴蝶花 *Iris japonica* Thunb.
（根茎药用，能清热解毒、消食、杀虫）

其他药用植物

中文名	拉丁名	药名	入药部位	功能
香雪兰	*Freesia refracta* Klatt	香雪兰	球茎	活血，镇痛
唐菖蒲	*Gladiolus gandavensis* Van Houtt.	唐菖蒲根	球茎	清热解毒
小花鸢尾	*Iris speculatrix* Hance	六棱麻根	根茎	活血，解毒
溪荪	*Iris sanguinea* Donn ex Horn.	豀荪	根茎	清热解毒

　　番红花，《中华人民共和国药典》名西红花，原产于西班牙等国，早年经印度转中国西藏再运销内地，《本草纲目拾遗》《植物名实图考》误认为西藏所产，称藏红花，贻误至今。《本草纲目》别称撒法郎，为明代阿拉伯语zefiran或英文saffran的汉译名。

姜科 **Zingiberaceae**

$\lightning \uparrow K_{(3)} C_{(3)} A_1 \overline{G}_{(3:3)}$

主要特征 **习性**多草本。**叶**多基生，条形或剑形，基部有套叠叶鞘，互相套叠而排成2列。**花**序多种；花两性，辐射对称或两侧对称；花被6片，花瓣状，2轮排列，基部生成管状；雄蕊3枚；子房下位，中轴胎座，3室，每室胚珠多数。**果**蒴果。

种类分布 约51属，1500余种；中国21属，200种；药用15属，100种。分布于热带、亚热带地区。

应用 除药用外，本科多数植物因其果色艳丽，故常作观赏花卉。本科植物普遍含挥发油，是主要食用香料的来源，也是香精提取的重要原料。

速记歌诀 姜科草本气芳香，叶鞘套叠二列长。
雄蕊一个包花柱，砂仁豆蔻与姜黄。

重要药用植物

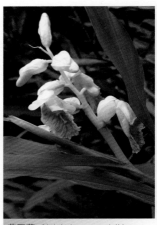

草豆蔻 *Alpinia katsumadai* Hayata
（种子团药用，能燥湿健脾、温胃止呕）

草豆蔻果枝

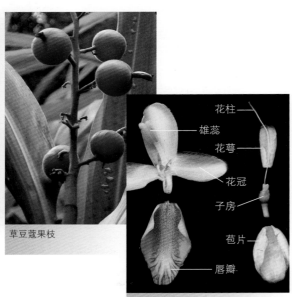

花柱
雄蕊
花萼
花冠
子房
苞片
唇瓣

草豆蔻花解剖图

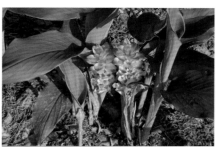

郁金 *Curcuma aromatica* Salisb.
（块根药用，能解郁、化瘀、利胆）

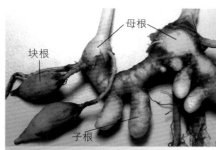

母根

块根

子根

郁金地下部分

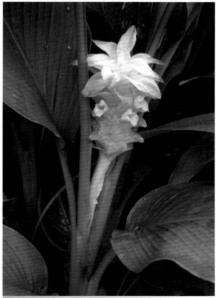

姜黄 *Curcuma longa* L.
（根茎药用，能行气破血、通经止痛）

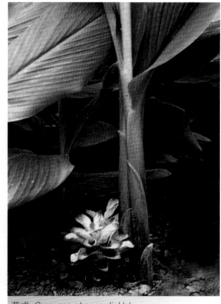

莪术 *Curcuma phaecaulis* Val.
（根茎药用，能行气破血、消积止痛）

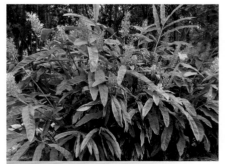

红豆蔻 *Alpinia galanga* (L.) Willd.
（果实药用，能燥湿散寒、消食）

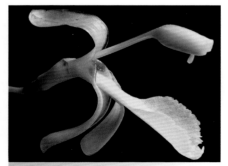

红豆蔻花

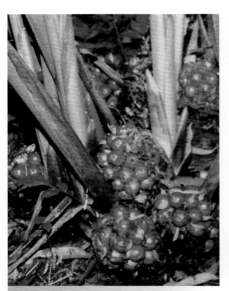

草果 *Amomum tsao-ko* Crevast Lemarie
（果实药用，能燥热温中、除痰截疟）

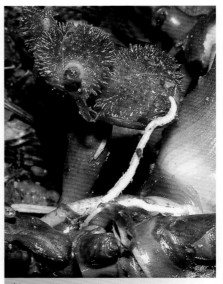

砂仁 *Amomum villosum* Lour.
（果实药用，能化湿开胃、止泻、理气安胎）

其他药用植物

中文名	拉丁名	药名	入药部位	功能
姜	*Zingiber offcinalis* Rosc.	姜	根状茎	温中散寒，回阳通脉
白豆蔻	*Amomum kravanh* Pirre ex Gagnep.	白豆蔻	种子	行气化湿，开胃消食
益智	*Alpinia oxiphylla* Miq.	益智仁	果实	温脾止泻，固精缩尿
高良姜	*Alpinia officinarum* Hance.	高良姜	根状茎	温脾，消食止痛
山姜	*Alpinia japonica* (Thunb.) Miq.	山姜	根状茎	通络，理气止痛
华山姜	*Alphinia chinensis* (Retz.) Rosc.	华山姜	根状茎	温中暖胃，散寒止痛

　　生姜是极为常用的调味品，李时珍说："生啖，熟食，醋、酱、糟、盐、蜜煎调和，无不宜之，可蔬可和，可果可药，其利博矣。"生姜在生长过程中根茎分蘖，非常有趣。先是植株的根茎渐渐膨大形成小姜，也就是姜母，然后姜母两侧芽再萌发长出子姜，由子姜再生出子姜，生生不已。生姜是较好的保健食品，民间流传着不少关于生姜的谚语，诸如"一杯茶，一片姜，驱寒健胃是良方""早上三片姜，胜过饮参汤""每天三片姜，不劳医生开处方"等，说明生姜具有温中暖胃、祛病养生的作用。

趣闻

兰科 **Orchidaceae**

$$☿ \uparrow P_{3+3} \, A_{1-2} \, \overline{G}_{(3:1:\infty)}$$

主要特征 **习性**多草本，常与真菌共生。**茎**常具地下茎。**叶**常互生。**花**序多种；花常两性，两侧对称；花被6片，2轮排列，外轮3片称萼片；内轮侧生的2片称花瓣，中间的一片称唇瓣；子房下位，花梗状，3个心皮合生，侧膜胎座，1室，胚珠微小，极多数，雄蕊和雌蕊的花柱合生称合蕊柱，雄蕊通常1枚，花药2室，花粉粒结合成花粉块。**果**蒴果。**种子**微小，极多数，无胚乳。

种类分布 约700属，20000种；中国166属，1000余种；药用76属，287种。广布于世界各地，主产于南美洲和亚洲的热带地区。

应用 除药用外，本科植物因其花色品种各异，形态结构特殊，香气浓淡有别，故是著名的观赏花卉。

速记歌诀 兰科花美缤纷呈，种小如尘蒴果明。

花粉块状合蕊柱，天麻石斛手下兵。

重要药用植物

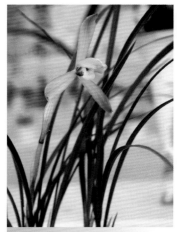

春兰 *Cymbidium goeringii* Rchb.f.
（根药用，能理气、调经）

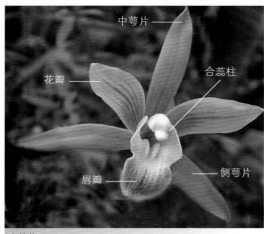

春兰花

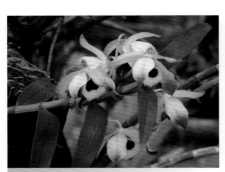

石斛 *Dendrobium nobile* Lindl.
（茎药用，能滋阴清热、益胃生津）

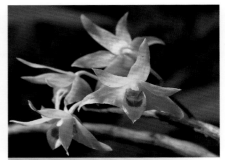

铁皮石斛 *Dendrobium officinale* Kimura et Migo.
（茎药用，能滋阴清热、益胃生津）

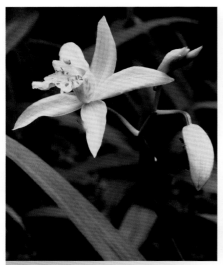

黄花白及 *Bletilla ochracea* Schltr.
（块茎药用，能收敛止血、消肿生肌）

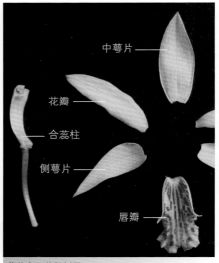

中萼片
花瓣
合蕊柱
侧萼片
唇瓣

黄花白及花解剖图

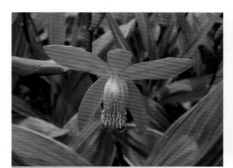

白及 *Bletilla striata* (Thunb.) Reichb. f.
（块茎药用，能收敛止血、消肿生肌）

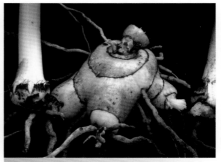

白及块茎

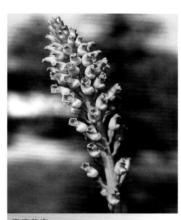

天麻 *Gastrodia elata* Bl.
（块茎药用，能平肝息风、止痉）

天麻花序

其他药用植物

中文名	拉丁名	药名	入药部位	功能
佛手参	*Gymnadenia conopsea* (L.) R. Br.	手参	块根	补益气血，清热解毒
马鞭石斛	*Dendrobium fimbriatum* Hook. var. *oculatum* Hook.	石斛	茎	滋阴清热，益胃生津
黄草石斛	*Dendrobium chrysanthum* Wall.	石斛	茎	滋阴清热，益胃生津
斑叶兰	*Goodyera schlechtendaliana* Reichb. f.	银线盘	全草	消痈解毒，凉血止血
石仙桃	*Pholidota chinensis* Lindl.	石仙桃	全草	养阴清肺，止咳化痰
羊耳兰	*Liparis nervosa* (Thunb.) Lindl.	见血清	全草	凉血止血

　　兰科植物是植物界中种类最丰富的一群，除了严寒的极地或干燥的沙漠外，几乎地球上的每个生态环境都可以看到兰花的踪迹。其奇特的花形具有高度的观赏价值，因此许多野生的兰花面临着被过度采伐的厄运，加上国际贸易及其生息地的破坏，许多野生兰科植物物种已面临灭绝之危机。目前为了保护兰科植物，除了禁止私自采摘野生兰花之外，保育濒危的兰花物种的贸易亦受管制。

　　天麻原来是有完整的根、茎、叶，在其根部生长着一种密环菌，密环菌靠吸收腐木及落叶的营养，若碰到天麻的地下块茎时，即侵入天麻表皮吸取营养，并逐渐向皮层挺进。但当密环菌逐渐长大，天麻消化层的细胞分泌出大量溶菌酶素，慢慢将密环菌消化吸收，转化成自己需要的营养物质。由于和密环菌长期共生，天麻逐步退化了原有的全部根系，叶也退化为无叶绿素的膜质鳞片，全株只剩下生有穗状花序的地上花茎和肥大的地下块茎，而变成今天这样的"光杆司令"。人们研究和掌握了天麻和密环菌奇特的共生关系和发育规律，发明了天麻块茎繁殖和种子繁殖的新技术，现已普遍推广使用。

趣
闻

附 录

百科药草歌诀

1. 藻类构造最简单，多为水生无器官。蓝绿红褐色素具，体形大小多变换。
2. 光合色素菌不含，寄生腐生度终年。药用多出真菌门，灵芝茯苓虫草源。
3. 老树裸崖披地衣，真菌藻类互相依。生命顽强耐旱寒，松萝垂树山挂须。
4. 苔藓自养伏地皮，苔类多为叶状驱。藓类虽见根茎叶，内无维管以形聚。
5. 蕨类内含维管束，器官分化孢子出。松叶蕨科茎似叶，二叉分枝原始祖。
6. 蕨类植物有石松，孢子叶穗枝顶生。舒筋活络伸筋草，叶小螺状交互萦。
7. 百年卷柏仍小型，叶呈鳞片茎扁平。四季常绿惹人爱，翠云草上观特征。
8. 木贼草本多年生，茎圆中空有纵棱。鳞叶轮生茎节部，孢子叶穗枝顶凝。
9. 蕨多常绿紫其独，应时变换至冬枯。二叉分枝侧脉显，营养叶绿孢叶殊。
10. 海金沙科善攀援，根茎有毛无鳞片。孢子见火如爆竹，叶轴细长当辨真。
11. 水龙骨科常附生，根茎横长状若龙。孢子囊群不见盖，密生叶背似毡茸。
12. 槲蕨附生石与树，叶脉网眼四方出。根茎粗短多横生，药用代表骨碎补。
13. 苏铁茎干短且阔，叶大羽状小叶多。孢叶扁平生褐毛，千年铁树可结果。
14. 银杏乔木叶如扇，二叉分枝叶脉明。雌雄异株无花被，黄色果为种子成。
15. 松科乔木四季青，叶细针状是特征。雄蕊花粉具气囊，木质球果似塔形。
16. 柏科植物均木本，鳞叶常绿四时春。种仁安神叶止血，古柏苍劲守庙神。
17. 红豆杉科叶条形，红杯半包种外层。中脉两侧气孔带，抗癌好药紫杉名。
18. 三尖杉科资源稀，红色肉质假种皮。条叶扭转成二列，抗癌功效亦称奇。
19. 麻黄茎似木贼形，节间明显具纵棱。雌雄异株假种皮，叶片膜质对轮生。
20. 买麻藤科藤本木，木有导管茎节粗。单性异株花序穗，生命顽强藤缠树。
21. 三白草科鱼腥草，根花叶白名称妙。单叶互生无花被，药食两用多功效。
22. 胡椒植物多为藤，辛辣芳香为特征。花小密集呈穗状，黑白兄弟同根生。
23. 草本灌木金粟兰，单叶对生香气先。茎节膨大草珊瑚，核果成熟红而圆。
24. 桑科木本有乳汁，无花果为隐头实。桑椹实为聚花果，忽布酿酒麻纺织。
25. 马兜铃科果如铃，单叶互生基心形。花被联合如袋状，种子具翅多扁平。
26. 蓼科膜质托叶鞘，花被宿存色显耀。草本瘦果节膨出，首乌大黄作代表。
27. 苋科草本苞片显，花苞膜质复互连。花形奇特供观赏，药用牛膝与鸡冠。
28. 商陆叶互均全缘，萼片宿存似花瓣。花序总状浆果紫，根粗有毒细分辨。
29. 石竹全科草为众，单叶对生节部隆。聚伞花序瓣有爪，中央胎座子无穷。
30. 睡莲草本水相逢，根茎粗大孔眼通。叶片平展浮水面，坚果内嵌莲蓬中。
31. 毛茛全科尽为草，雌蕊雄蕊数不少。螺旋排列花托上，黄连乌头齐入药。
32. 芍药草本牡丹灌，国色天香齐争艳。花蕊多数蓇葖果，萼片宿存花盘边。
33. 小檗萼瓣难区分，排列二轮或多轮。雄蕊三九对瓣长，淫羊藿草壮阳春。
34. 防己藤本叶互生，瓣比萼小是特征。种子表面具雕纹，核果肾状马蹄形。
35. 木兰全科尽木本，辛夷厚朴五味珍。花大瓣为三基数，蕊多旋列轴延伸。
36. 樟科常绿多木本，单叶革质脉三纹。花丝基部有腺体，花药瓣裂顶处陈。
37. 罂粟草本乳色多，药用观赏功效卓。花瓣四六房上位，孔裂瓣裂出蒴果。
38. 十字花型十字科，长角短角一并多。四强雄蕊总状序，种子依附假隔膜。
39. 景天茎叶肉肥厚，花开两性聚伞头。蓇葖果实聚合状，落地生根遍全球。
40. 虎耳草科多为草，两性花开瓣具爪。落新妇与八仙花，稀有白菜悬岩峭。
41. 金缕梅科灌木乔，植株通常被星毛。枫香果实路路通，苏合香脂可开窍。
42. 小科独种有杜仲，单性异株花被空。叶果树皮生胶丝，翅果常舞半空中。
43. 蔷薇科花雄蕊多，辐射对称多姿色。子房上下位多变，桃李杏梨真假果。
44. 豆科独特具果荚，蝶形花多亦可夸。二体雄蕊多复叶，托叶叶枕不分家。
45. 芸香木本复叶生，黄柏花椒橘柚橙。花被四五覆瓦列，花叶果实腺点呈。

46. 楝科植物尽木本，羽状复叶平展伸。圆锥花序花两性，花丝管状不离分。
47. 远志萼五花对称，果扁二室倒心形。雄蕊八枚或一束，瓣三色蓝具冠缨。
48. 大戟多乳花瓣无，花序多样如鸟屋。花瓣退化为腺体，子房三室蒴果出。
49. 冬青植物四时春，核果多似浆果存。革质叶片三尖刺，三冬凉茶味道纯。
50. 卫矛乔灌特征奇，茎枝四棱如箭羽。花盘扁平多肉质，种披红色假种衣。
51. 无患木本叶羽出，种子外披假种服。花盘发达房上位，龙眼荔枝与栾树。
52. 鼠李乔灌多核果，叶互聚伞花序多。雄蕊四五与瓣对，子房常于盘中卧。
53. 葡萄蔓藤多水汁，楼阁墙壁尽攀持。卷须对叶花梗曲，聚伞花序浆果知。
54. 锦葵单体雄蕊生，花粉有刺为特征。花萼外套副花萼，单叶有托互生型。
55. 堇菜习性常为草，紫花地丁把春报。瓣五不等有花距，蒴果三裂如船槽。
56. 瑞香韧皮纤维多，全缘单叶无叶托。瓣状花萼合成管，莞香香港因缘合。
57. 胡颓子科为灌乔，叶背多被盾鳞毛。沙棘果汁营养富，花被肉质坚果巢。
58. 桃金娘科为木本，透明油点叶片均。雄蕊多数隔腺体，丁香桉树主力军。
59. 人参三七五加班，掌状复叶伞花妍。花盘生于子房顶，秋收红色浆果圆。
60. 伞形花科花细小，果实双悬真奇妙。叶柄基部成鞘状，根香味辣药效高。
61. 乔木灌木山茱萸，辐射对称花整齐。核果或呈浆果状，聚伞伞形两花序。
62. 杜鹃常绿叶互生，花冠合瓣萼永停。雄蕊倍瓣插花盘，花药孔裂开室顶。
63. 紫金牛科多木本，叶花腺点均匀分。鲜红果实圆球状，花冠辐状萼宿存。
64. 报春花科五瓣明，雄蕊对瓣冠管生。花萼永存花柱一，中央胎座子难清。
65. 木犀木本叶相对，花部二数房上位。单叶复叶无托叶，女贞秦皮金银桂。
66. 马钱植物多有毒，草本藤本或乔木。单叶对生花两性，子房上位单花柱。
67. 龙胆草本生高原，单叶对生基相连。花冠合瓣色各异，蒴果开裂成两瓣。
68. 夹竹桃科乳汁毒，竹桃特征一身出。花色艳丽种有毛，五瓣回旋药箭镞。
69. 萝藦有乳花聚伞，花粉块状副花冠。果如牛角子有毛，花柱相连柱盘圆。
70. 旋花植物为藤本，单叶互生总苞存。五瓣合生漏斗状，牵牛花开色缤纷。
71. 紫草单互叶全缘，全株多毛花聚伞。子房二室或四裂，花冠合瓣存花盘。
72. 马鞭花序似马鞭，小枝四棱老茎圆。核果常呈浆果状，全株香气非一般。
73. 唇形花冠蕊二强，茎方叶对气芬芳。子房四裂小坚果，黄芩丹参薄荷香。
74. 茄科草木叶常互，叶片斜基托叶无。五瓣连合萼永存，枸杞番茄辣椒族。
75. 茎方叶对多草本，玄参唇形形相邻。花柱顶生果二室，多籽蒴果易区分。
76. 爵床苞片多明显，单叶对生唇花冠。雄蕊四枚房上位，蒴果棒状裂卷圈。
77. 茜草单叶对或轮，托叶型多难区分。花冠瓣裂四至十，栀子钩藤咖啡因。
78. 忍冬银花同根生，单叶相对托叶空。花萼五裂房下位，花冠管状裂唇形。
79. 败酱本因酱臭名，房下三室子独生。聚伞花序瓣蕊四，瘦果具毛或翅增。
80. 葫芦全科草藤本，雌雄单性卷须伸。子房下位结瓠果，西瓜南瓜栝楼君。
81. 桔梗单叶互或轮，乳汁丰富易区分。合瓣花冠如钟形，子房下位萼永存。
82. 菊科花序头状生，五药连合是特征。花冠舌状或管状，萼变冠毛随风升。
83. 泽泻沼生或水生，叶具长柄鞘包茎。块茎球茎多膨大，聚合瘦果胚弯形。
84. 禾本植物脉平行，圆秆有节茎中空。风媒花小均穗状，禾草竹类颖多空。
85. 莎草外貌似禾草，茎有三棱特征翘。秆多实心无节间，圆锥伞形花序高。
86. 棕榈植物热带生，掌叶羽叶四季青。肉穗花序佛焰苞，叶柄鞘状为特征。
87. 天南星科网脉生，肉穗花序焰苞情。雌雄同株雄居上，浆果累累粒晶莹。
88. 百部入药肉质根，主脉三五易区分。花被四枚常反曲，药隔如尾多展伸。
89. 百合花被花冠状，贝母黄精美无双。瓣蕊俱为三基数，果实有蒴亦有浆。
90. 石蒜鳞茎叶如线，花序单生常为伞。花与百合相类似，龙舌仙茅并水仙。
91. 薯蓣植物多藤本，叶片互生网脉深。花小单性三基数，蒴果三室翅三分。
92. 鸢尾叶片多似剑，基部套叠明显看。花被六瓣三雄蕊，番红马蔺加射干。
93. 姜科草本气芳香，叶鞘套叠二列长。雄蕊一个包花柱，砂仁豆蔻与姜黄。
94. 兰科花美缤纷呈，种小如尘蒴果明。花粉块状合蕊柱，天麻石斛手下兵。

索 引

拉丁学名索引

中文名索引